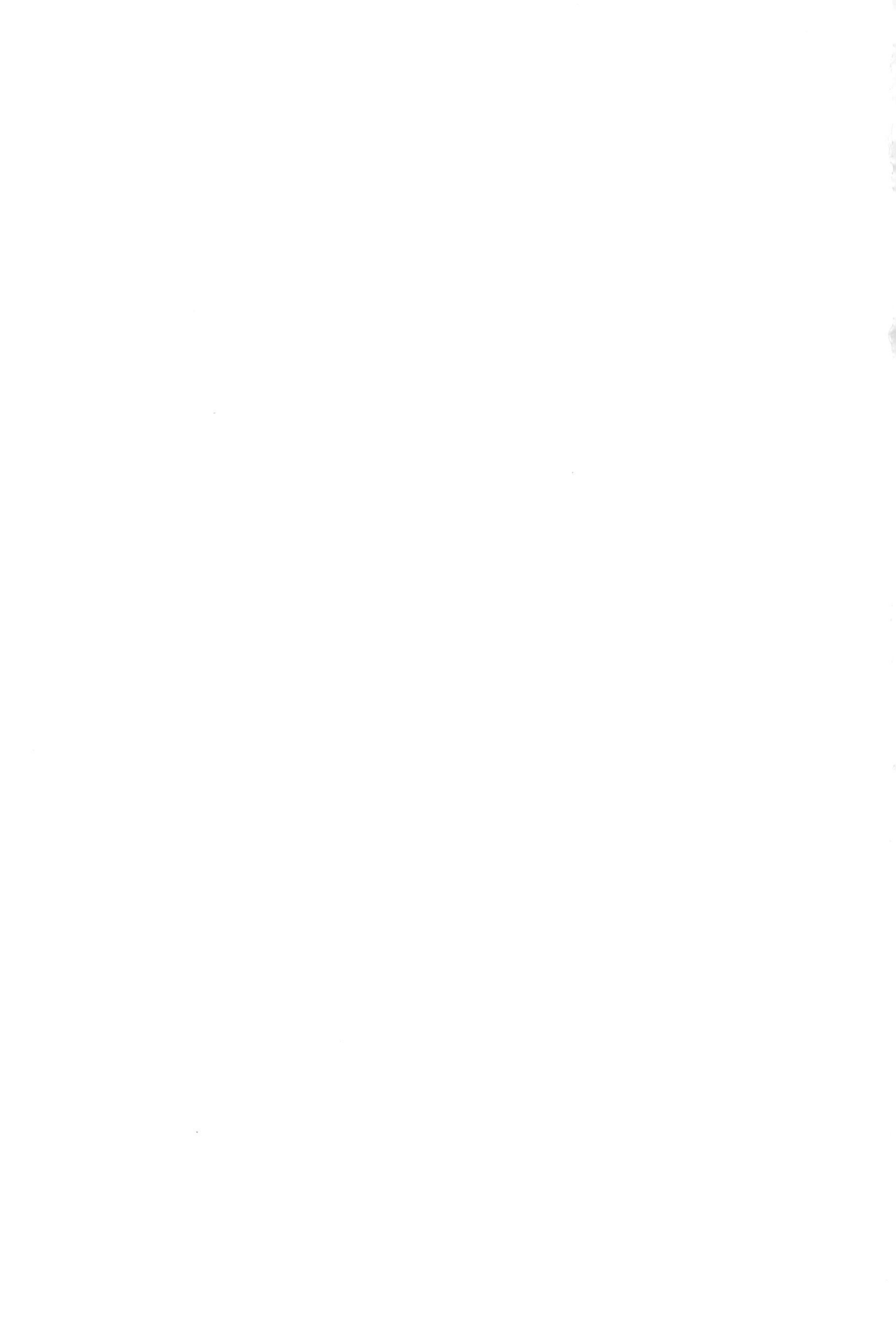

壶山林氏学术经验汇编

福建中医药大学附属人民医院 编

林越汉 林润立 主编

海峡出版发行集团 福建科学技术出版社

图书在版编目（CIP）数据

壶山林氏学术经验汇编 / 林越汉, 林润立主编；福建中医药大学附属人民医院编. -- 福州：福建科学技术出版社, 2025.2. -- ISBN 978-7-5335-7425-3

Ⅰ.R25

中国国家版本馆CIP数据核字第2024A33B71号

出 版 人　郭　武
责任编辑　郑琳娜
编辑助理　陈艳洁
装帧设计　刘　丽
责任校对　蔡雪梅　王　钦
书名题字　陈　吉

壶山林氏学术经验汇编

主　　编	林越汉　林润立
编　　者	福建中医药大学附属人民医院
出版发行	福建科学技术出版社
社　　址	福州市东水路76号（邮编350001）
网　　址	www.fjstp.com
经　　销	福建新华发行（集团）有限责任公司
印　　刷	福州万紫千红印刷有限公司
开　　本	700毫米×1000毫米　1/16
印　　张	12.75
字　　数	190千字
插　　页	8
版　　次	2025年2月第1版
印　　次	2025年2月第1次印刷
书　　号	ISBN 978-7-5335-7425-3
定　　价	98.00元

书中如有印装质量问题，可直接向本社调换。
版权所有，翻印必究。

编委会

主　编

林越汉　林润立

编委名单

（按姓氏笔画排序）

王静玲　卢雨欣　付慧中　汪津禾　陈　华

陈　珺　陈则均　林　华　林　希　林世勋

林润立　林润华　林越汉　罗秋红　郑超梅

黄恒葳　彭丽娟　赖金枚　滕用魁　潘建英

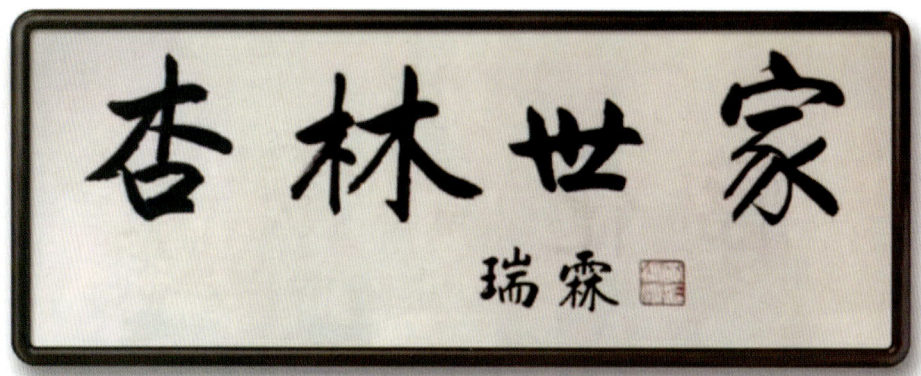

黄瑞霖赠"杏林世家"牌匾

黄瑞霖

1944年生,福建闽侯人。曾任福建省委副书记、福建省政协副主席、福建省总工会主席。著有《瑞霖速写集》《昙石斋藏砚》《昙石斋砚话》《昙石斋砚话续编》。

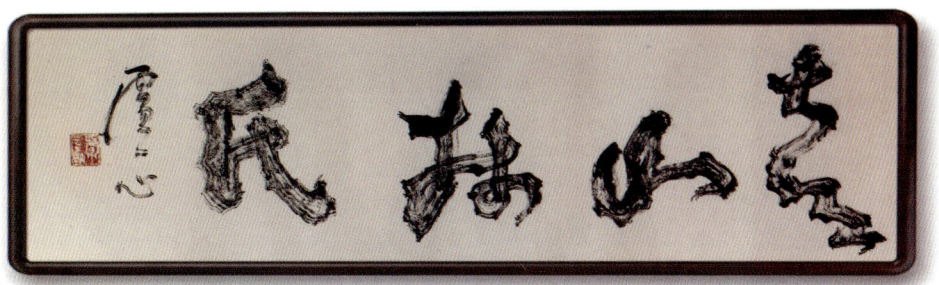

卢一心赠"壶山林氏"牌匾

卢一心

1966年生,著名诗人、作家、书画家。中国作家协会会员,福建省海峡生态书画院院长。著有诗集《玫瑰歌手》、长篇历史小说《三平祖师》、散文集《不落尘的港湾》、随笔集《国家心事》等。

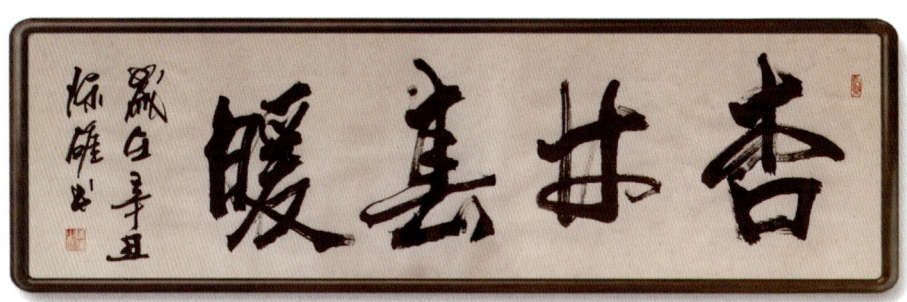

陈雄赠"杏林春暖"牌匾

陈 雄

曾任福建省人大常委会华侨工作委员会（台胞工作委员会）主任，福建省求是书画院院长。

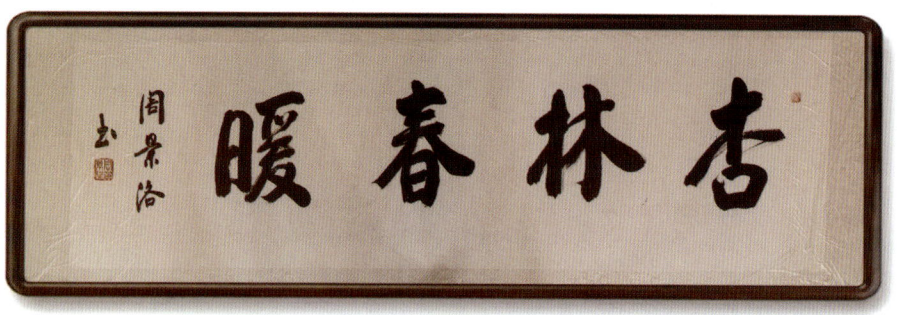

周景洛赠"杏林春暖"牌匾

周景洛

　　福建省艺术收藏协会原会长、美国海峡两岸文化交流基金会会长、中国新闻社高级记者。

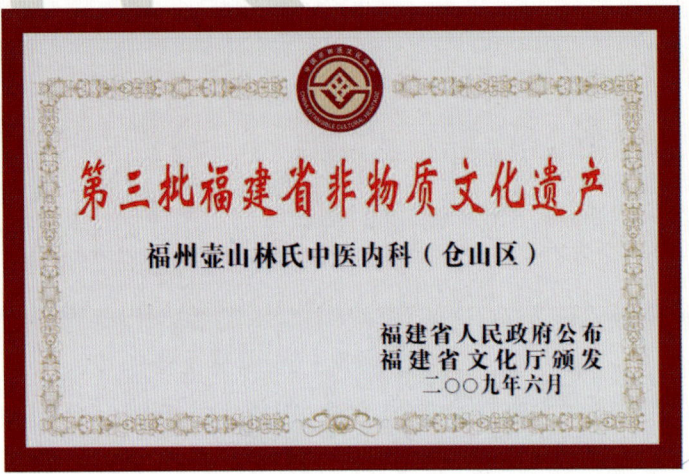

福州壶山林氏中医内科入选第三批福建省非物质文化遗产名录

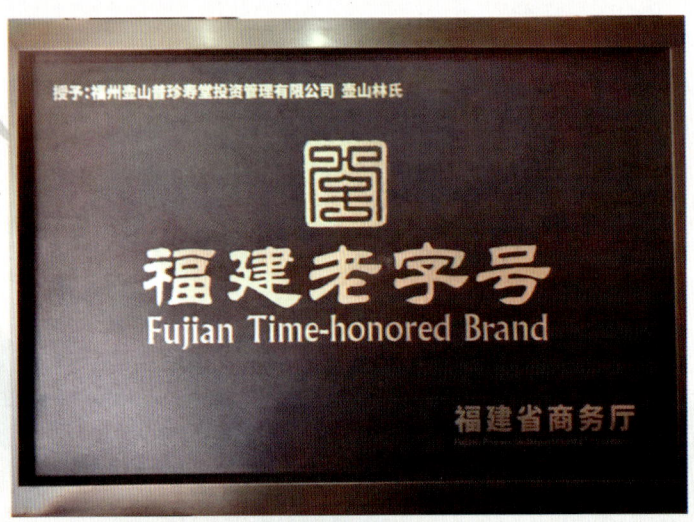

福州壶山普珍寿堂投资管理有限公司壶山林氏被授予
"福建老字号"

前言
PREFACE

中华民族历史源远流长，优秀文化的精神，通过传承而发扬光大。

中医学具有独特的理论体系和治疗方法，包括辨证施治、五行相贯、阴阳互根、经络相应等，是中华民族传统文化的缩影。这些理论和方法在千百年的实践中得到验证和完善，成为中医学的核心。

中医世家有着几代甚至十几代人研学及行医经验的积累。在世医之家成长起来的中医，从小耳濡目染，得天独厚，勤求古训，博采众方，更容易培养出敏锐的医学思维，相对来说更容易成为名医。而且中医世家多拥有自家的绝活、绝招，其传承多是父传子、子传孙，代代相传，传授者倾囊相授，继承者潜心向学，这种因材施教、口传心授、学以致用、学用结合的模式，容易形成学术流派的特色和优势。

福州壶山林氏中医内科始于雍正四年（1726），至今已历近300年，传承九代，在2009年被列为福建省非物质文化遗产。

家族传承和师徒传承是中医学主要的传承方式之一。有道是，人有血脉延续，祖宗之气存在于子孙身上。壶山林氏中医内科第八代传承人林越汉、第九代传承人林润立，既有家族医学渊源之长，又受现代高等教育熏陶，双重的滋养使他们的胸襟和眼界更加开阔，使命感和担当感更加强烈。叔侄二人将历代壶山林氏中医内科的精粹整理编辑成书，以期让更多的后学者受到教育和启迪。本书的出版，从非物质文化遗产角度而言，有助于传承和弘扬中医药文化，提高中医的实践水平和治疗效果，推动中医事业的发展和创新；就师承教育角度而言，有助于培养中医人才、发展留存学科。

但愿先人的"祖考精神"，能够转化为后学者的"自家精神"，从而弘扬中医要旨，共同推进中医学的不断创新发展！

在成书过程中，承蒙中国非物质文化遗产保护协会副会长、中国书法家协会会长陈吉为书名题字。鉴于水平有限，错漏之处，在所难免，敬请各位同仁批评指正！

目录

CONTENTS

【流派概述】......001
- 第一节 产生背景......002
- 第二节 发端、传承与发展......004
  - 一、初代林世存——始创壶山......004
  - 二、第二代林德盘——御稷七方......004
  - 三、第三代林作建、林作茂——撰书传世......004
  - 四、第四代林森元——修建大宅......005
  - 五、第五代林阙甫——医林魁手......005
  - 六、第六代林葆瑄、林英藩——兄弟齐心......006
  - 七、第七代林兴江——注重传承......007
  - 八、第八代林越汉——与时俱进......008
  - 九、第九代林润立——后继复辉......008
- 第三节 学术特色......010
- 第四节 社会影响......012
- 第五节 媒体报道......015

【代表医家学术经验】..................025

第一节 第三代林作建..................026
一、医事传略..................026
二、学术特色..................026
三、医话医案..................027
四、媒体报道..................037

第二节 第六代林葆瑄..................047
一、医事传略..................047
二、学术特色..................048
三、医话医案..................049
四、媒体报道..................054

第三节 第六代林英藩..................055
一、医事传略..................055
二、学术特色..................055
三、医话医案..................058
四、媒体报道..................068

第四节 第六代林宝瑜..................072
一、医事传略..................072
二、学术特色..................072
三、医话医案..................075
四、媒体报道..................090

第五节 第七代林兴江..................092
一、医事传略..................092
二、学术特色..................093

三、医话医案……………………………………095

四、媒体报道……………………………………109

第六节　第八代林越汉……………………………114

一、医事传略……………………………………114

二、学术特色……………………………………116

三、医话医案……………………………………119

四、媒体报道……………………………………149

第七节　第九代林润立……………………………150

一、医事传略……………………………………150

二、学术特色……………………………………151

三、医话医案……………………………………152

四、媒体报道……………………………………193

流派概述

第一节 产生背景

福建历史上有名的中医药学家甚多，从东汉到清代，有史料可查的知名中医600余人，其中最著名的是与华佗、张仲景并称"建安三神医"的董奉。南宋时期，福州中医内科医家精研《黄帝内经》《难经》《伤寒论》《金匮要略》等典籍，对伤寒、脉学等有独到见解。杰出医家杨士瀛在总结晋代王叔和《脉经》的基础上，提出三部九候论、脏腑部位论、诊候论、脉病消息论等见解，多发前人所未发，还撰写《伤寒类书活人总括》7卷、《仁斋直指方论》26卷、《医脉真经》2卷、《蔡脉总括》等，为福州中医奠定了理论基础。

清代，福州郊区壶山屿头（唐朝时为光德里屿头乡，今为盖山镇屿头村），林氏世代从医，尤其是林世存、林德盘、林作建祖孙三代，皆精内科，名噪一时。中医名家林作建（1796—1870），字和斋，幼承家传，行医数十载，医术日精。林作建与兄弟林作茂，将家传经方编成《普寿堂传家秘方》，广为传播。陈修园与林作建关系密切，时相来往，常在林家下榻。二人相见，每议论医事，谈笑风生，相得甚厚，均能他山攻错，取长补短，共收医疗效益，《和斋医案》曾记载二人会诊福州王墓山、郑宁馨病案等。林作建现存的《诸病坏症歌》与陈修园的《医学实在易》，颇有相似之处。林氏第四代传人林森元，自号"杏林家"，其医术曾闻名闽地官府。光绪年间，户部尚书陈璧由京返乡省亲期间病重卧榻，派人请林森元会诊，药到病除，成为佳话。

民国以前，福州医疗卫生行业以传统中医为主。中医以师承和祖传为多，较出名的中医或在自己家开诊，或应邀到患者家中施诊，有的还兼开药铺。名气较小的医者则走乡串户为人治病。林英藩（1901—1974），字见楼，自幼严承家训，6岁起学习经史，13岁起从父学医。英藩自幼聪颖，学习勤奋，较好地掌握祖传的医术。19岁时其父去世，翌年，英藩开始独自行医，他第一诊便以一剂真武汤治好商人李依白阳虚感寒、神昏谵语之症；第二诊以景岳金水六君煎加沉香平陆永乐老人气喘病；第三诊以附子汤加肉桂、童尿治愈老人陈治瘴阳脱之症。后其承祖父名号，乡间人盛誉其为"森元英"。

福州壶山林氏中医内科，始于雍正四年（1726），传承九代，历代皆为大医，2009年被福建省人民政府列入福建省非物质文化遗产。祖地"壶山林氏洋中厝大宅"位于福建省福州市仓山区盖山镇后坂林珠村，由第五代传人林森元（1823—1896）所建。大宅占地6亩，光绪六年（1880）始建，建筑面积1220m^2，耗时10余年建成，距今已有近200年历史，建筑朝南偏东，由门前埕、门前房、插屏门、天井、前游廊、前厅、后厅、后天井、花厅等组成，大门上有门罩，游廊左右有厢房，游廊上有卷棚，两厢窗扇木雕花精美，主建筑面阔五间，进深五柱，双坡顶，围墙护基勒脚约1m。建筑以木质主体三进格局，雕花和格局都颇有讲究。壶山洋中厝大宅当时是方圆百里名噪一时的大宅医所，晚清名人陈宝琛、户部尚书陈璧等，都曾慕名前来求医。2008年大宅被纳入不可移动保护单位，与矗立百年的"壶山珍寿中医药堂"毗邻。

壶山林氏中医内科传承近300年，历代皆以医德昭然、治术精湛闻名，每年接诊量数以万计，不仅深受榕城当地病患爱戴，还受到海内外政商巨擘的青睐，其中不乏郭鹤年、王丹萍等一大批名士的信赖和赞扬。不仅验证着壶山林氏的辉煌历史，亦深刻记载着福州中医药文化的发展轨迹。壶山林氏通过近300年的历史沿革及沉淀，努力传承和传播中华传统中医药文化。

福建中医学院主编的《福建古今名医学术经验荟萃》近代分册，第一篇即评述福州壶山林氏中医内科，指出壶山林氏以精于内科而闻名，世代业医，代有名医；1999年林公武、黄国盛主编的《近现代福州名人》，林作建系唯一入选的福州名医。壶山林氏对内科诸类疑病杂症的因、症、脉、治均做了精当、独到的阐析，传承至今，具有重要的历史价值和现实意义。

第二节 发端、传承与发展

一、初代林世存——始创壶山

林世存（1726—1798），字百促，晚年自号庭环居士。壶山林氏中医内科初代奠基人。自幼好岐黄之术，悉心钻研，少年时前往蜀地寻访名师指点，而立之年回到家中将《伤寒论》中独到之处做延展批注，医技自成一派，尤擅伤寒诸疾、病难之症，医术精湛，医名远播闽地官府。

他不仅医术精湛、医德高尚，平素常至各地采药救济穷苦，而且治学讲求宏搜博览，学究天人，精细严谨，虽享有盛名，却手不释卷，广采众长。

二、第二代林德盘——御稷七方

林德盘（1747—1828），字朝宗，生于杏林之家，总角之年随父林世存学医，天资聪慧，年仅十三岁便习通医典、佐父开方，而立之年就已名誉乡里，世有疾苦赞之：林氏德盘，医之谷神，虚而灵者也！甚有权贵世家慕名寻德盘求方，因富家之后自幼惯养贵食，极厌药之苦涩，于是德盘融药食制一方，供其调养，是时半月疗效甚佳。

其后，德盘又据各人疾况而研制七药食源方，享誉官贵，甚为流传。至乾隆四十一年（1776），新任福建巡抚德保得知林氏七药食源方，遂亲登林府请七方，又题七字"桃、玉、达、益、厘、引、造"，一一赐名。

三、第三代林作建、林作茂——撰书传世

林作建（1796—1870），字和斋，清代大医士。林作茂

(1798—1866),字光昌。兄弟二人,幼承壶山林氏家传,祖世存、父德盘,皆精内科,名噪一时。林作建治学推崇张仲景,谓六经分证是《伤寒论》之要义,强调习者应学其理法而不为经方所囿,又谓温病学说可补仲景伤寒学说之未备,主张熔二者于一炉,故悉心研究温病,并对湿温病、心悸、积聚、消渴、脚气病等证治颇有经验。兄弟俩共同编修《和斋医案》《伤寒论眉批补注》《六经辨证歌括》《妇人古方歌括》《诸病坏症歌》《壶山医统》《壶山意准》等。

四、第四代林森元——修建大宅

林森元(1823—1896),清代大医士。他得父亲言传身教,少年即驰名于闽地,颇有成就,行医数10年,业与年进,辨证准确,方药熨帖,多愈奇效,望驰遐迩。不惑之年修建壶山祖地"洋中厝"大宅,距今已有百年历史。当时闽地病疫肆虐,林森元以一方"真武汤"救治病患无数,后世赞誉其大宅"洋中厝"为"真武厝",尊其为"林半仙"。各地重病患者慕名而来,求医问诊。

五、第五代林阆甫——医林魁手

林阆甫(1871—1922),晚清大医士。少年就随父林森元开方立药,每遇疑难杂症即废寝忘食研之,14岁即独立开堂设诊,享誉榕城。1902年,福州第一届中医师公会成立,多系榕医之佼佼者,共磋医理,研探学术,分科详细,业有专攻,内科即推壶山林氏林阆甫为代表性人物。

林阆甫作为中医内科医家代表,坚持主张中医中药看诊救疾的同时,努力抗争统治当局的歧视和压制,为日后福州中医界的团结、促进学术交流、保存珍贵的历史文献资料,做出了突出的贡献。晚年不留余力地将壶山林氏历代炮制奇药编撰成集,传承后世,每获奇效,誉之"医灵"。祖宅内仍留存当时"医林魁手"的鎏金牌匾,传颂至今。

六、第六代林葆瑄、林英藩——兄弟齐心

林葆瑄（1897—1980），幼年即在诚尺督导下，熟诵经书、强记中药。他常训示膝下，"鸡上斤仔上十"，勉励长子带头垂范，尽早承担家族中医传承责任。为创办珍寿中医药堂，阙甫特送年届15岁的长子葆瑄前往近福州马尾华清药店学艺，拓展中医药文化。3年后，葆瑄学成回归，与父亲共创闻名遐迩的珍寿中医药堂。葆瑄长期留守家乡，直至年老退休。他创建的"珍寿中医药堂"，作为福建省非物质文化遗产项目的主要实物载体和平素赖以看诊的窗口，筹建于民国初年（1913），已有百年历史，位于原古代南进榕城必经干道后坂街路口，中华人民共和国成立前是闽浙赣游击队医疗联络点，不少革命同志曾得到珍寿中医药堂救治。因为中药材炮制特殊，务求做到"三重""三正"，即重质感、重疗效、重口碑，品味正、道地正、出品正。每到赶集日，总是门庭若市。现在人们在后坂街道口，仍然可以看到此老药房遗址，木制大门上依稀可见当年留下的大大的"珍寿"二字。为壶山林氏日后的中药材苛选制定了严格的标准，亦作为壶山林氏制药出品"六字真言"的家训沿革传承至今。

2019年2月，福州市文化和旅游局下发文件《福州市文化和旅游局关于壶山医学研究所珍寿中医药堂保护相关事宜的通知》（榕文旅综〔2019〕51号）。文件明确，珍寿中医药堂为福建省非物质文化遗产保护项目壶山林氏中医的传承场所，并经福州市文物局鉴定为民国建筑，系该项非物质文化遗产的实物载体，有一定的历史文化价值。而今壶山林氏中医仍努力传承发展，仍得益于"珍寿中医药堂"长期积累的宝贵经验，经国家卫生部批准，研制的新药"清热化痰口服液"获福建省政府重大科技成果奖，为发展祖国医学事业做出积极贡献。这座近代中西合璧、木瓦构建的中医药堂保护至今，彰显历史文化价值，是壶山林氏中医文化整体性传承保护的工作需要。承蒙各级党委、政府重视，珍寿中医药堂得以继续保护传承，为福州召开世界非遗大会增辉煌添光彩，造福民众。

林葆瑄之胞弟林英藩（1901—1974），字见楼，承祖父名，世称"森元英"。自幼亦严承家训，6岁起即在父严督下学习经史，13岁从父学医，19岁独自行医，

医名显著。兄弟二人齐心发扬壶山林氏家学。

七、第七代林兴江——注重传承

林兴江（1923—2015），生于中医世家，弱冠之年随父林葆瑄学医认药，幼承家业，后随叔父林英藩佐诊于乡间，因为天资聪颖，每愈奇疾，在父亲林葆瑄和叔父林英藩的双重培养下，而立之年的林兴江已拔得头筹，享誉乡间。

1941年，福州沦陷，许多人流离失所，林家也不例外，洋中厝大宅被征用成为敌后的避难所，作为壶山林氏传人的林兴江不顾家人的阻拦，为游击队队员诊治疾患，几度险些被抓走。

改革开放后，林兴江虽然低调地坚守着祖业，注重对中医的深研和传承。已经古稀之年的林兴江被许多海外友人邀请，希望其能出国安享晚年，但他却委婉拒绝了，说："还有很多事要做啊，中医要发扬，很难走的。"

的确，从医80余载，坚持为患者看诊，几十年如一日，甚至临终前几天还在为患者看诊，林兴江坚持发挥自己的光和热，直到生命的最后一刻。出殡当日，无数患者、亲朋好友送别这位长期任劳任怨、可亲可敬的医者。郭鹤年老先生亲自为其致挽联："弘扬壶山医统，妙手回春，慈怀济世八十载；誉满东南杏林，遗著开来，义德感铭万千人。"

林兴江一生传奇，磨难无数，经历了抗日战争、解放战争等，仍在战乱中传承、发扬祖国医学。林兴江常常告诫后人："仁心仁术，做坏害别人，做好害自身。"他告知后人学医路途艰难，又戒示未来需要更加努力上进，才能为世人救死扶伤。他的精神深刻地羁绊着壶山林氏后脉。作为壶山林氏历代最杰出的代表人物，林兴江言传身教后人治学行医的道理，治学上，从细节上严格要求，方笺书写的规范，字体的要求，甚至剂量的考虑都有壶山林氏特有的格式；行医上，在炮制中药材时遵古法称量，不仅要做到分毫不差，而且对包药所用的薄如蝉翼的毛边纸要求扔出10m外不散。至今壶山林氏老宅中仍悬挂着"尽枕"二字，提醒后人时刻告诫自己。作为壶山林氏医统近代发扬光大的奠基人，林兴江更希望通过这样的传承，把这种精神传播到更深、更远的地方。

八、第八代林越汉——与时俱进

林越汉（1953—　），主任中医师，教授，硕士研究生导师。中华中医药学会药膳专业委员会理事，福建省药膳研究会副会长兼秘书长，福建省科普作家协会会员，福建省第四批老中医药专家学术经验继承工作指导老师，第二批基层老中医药专家师承带徒工作指导老师，福州壶山医学研究所所长，壶山林氏发展基金会主席。

他生于壶山世家，受父亲林兴江影响，弱冠之年就习诵医典，识医认药，传承家学。14岁就能佐父开方医病，18岁即挑起重担任乡村医生，开始独立行医，遇疑难杂症，悉心钻研，每获奇效，广受乡间好评。

高考恢复后，林越汉继续深造于福建中医学院医疗系。毕业后扎根福建中医学院附属人民医院从事中医临床工作。林越汉从医近50年，不仅在治学上秉承了家族传承的严谨和细致，在发展壶山林氏医统文化的同时，不断收集整理壶山林氏医方验案，公开发表医学科普文章150余篇，医学论文100余篇，主编或参编医学论著20余部，获得多项科技成果奖。1984年主研福建省教委"清热化痰口服液新药研制"科研课题，1996年取得卫生部新药证书；1996年主研福建省科委重点科研项目"脉冲毫米波经穴治疗仪研制"；2000年主研福建省教委科研项目"胃炎胶囊治疗慢性萎缩性胃炎临床研究"；2001年主研福建中医学院科研课题"三叶通便冲剂治疗便秘临床研究"等，都取得了良好的临床效益，并得到了社会的充分肯定。

九、第九代林润立——后继复辉

林润立（1986—　），中医内科学硕士。中华中医药学会药膳专业委员会理事，高级营养师，福建省药膳研究会理事，福州壶山医学研究所常务理事，壶山林氏发展基金会执行人，壶山普珍寿堂创始人。

林润立自小就随祖父林兴江习诵医典，加之天资聪颖、悟性出众，治疗用药精准，故治方每出奇效，广受患者好评。后深造于福建中医药大学，师承福建省卫生厅原厅长阮诗玮。

2014年，壶山林氏第七代传人林兴江老先生为林润立正冠授杖并题四字——后继复辉。林润立秉承壶山林氏家传秘学，并结合丰富的临床经验，承载起壶山林氏兴盛重任。林润立还整合多方医疗资源，重视通过食疗进行养生保健，做到未病先防、既病防变，秉承壶山林氏"治未病、谷粟调身"的养生理念，研发多款药食同源的食疗保健产品投放市场，广受认可及好评。

林润立在发展家学传承以及用自身所学治愈无数病患的同时，为让更多人受益中医文化，还免费开办壶山林氏公益课堂，与时俱进地借助互联网让中医学变成生动易懂的词汇，进而传播国粹中医文化，成为拥有着数万粉丝的明星中医，被患者称为"最年轻的老中医"，并尊称其为"林先生"。

第三节 学术特色

壶山林氏以祖训"尽枞""精芜"四字传家,制药炼方以"三重""三正"立本,擅长内科诸疾的辨证施治,对温病学说的延展颇具独到之处,用方遣药已然自成一派,擅长湿温、脾胃、肝胆、妇科等疾病的治疗。壶山林氏编纂的《和斋医案》《伤寒论眉批补注》《六经辨证歌括》《壶山医统》《壶山意准》《壶山林氏家传秘方》等书籍均保存传沿至今。2021年主持立项了国家卫生健康委员会"十四五"规划全国重点课题"壶山林氏聪明启智散对心脑血管的临床应用与研究"。

壶山林氏辨证施治、遣方用药之独特,临床运用影响之深远,至今仍被壶山林氏后人奉为治准圭臬,重点突出"医药双重"。

重医,壶山林氏擅长运用舌脉精诊的辨证体系对内科疑难病症进行辨证,早在清代先祖林作建所撰的《和斋医案》《壶山医统》《壶山普寿堂家传秘方》等典籍,对内科诸类疑病杂症的因、症、脉、治均做了精当、独到的阐析,现仍珍藏在上海中医药大学图书馆,涵盖方剂、诊断、中药等门类,阐述精当,分析入微,自成体系,颇具闽医闽药特色,具有很强的学术研究价值。

重药,壶山林氏尤其注重道地药材的苛选与炮制,所有中药材都要求不含硫,每味中药材都有着特殊的炮制方法和特点,例如,壶山林氏老树刀工杜仲片,仅苛选广西15年以上老树杜仲,刮去老皮后盐煨,再正切36刀不断,且要拉丝成帘,行家一看,便知是壶山林氏出品,颇具壶山林氏特色。

近年来,壶山林氏师古不泥古,在传统家传精进的基础上不断创新,致力推广发扬传统文化,组织大量非遗进校园,系统宣传中医药文化，让中医药文化从孩子抓起，延续并发扬闽医闽药特色文化的根脉。壶山林氏还率先启动"壶山门徒计划"，每年定向培养大量的壶山林氏门徒从事中医药相关工作。每年还定向交流"一带一路"国家，在海外成立"壶山林氏中医文化交流中心""壶山林氏海外中药材基地"等，作为富有特色的代表性非遗传承保护项目，力争为祖国传统中医药文化复兴添砖加瓦。

壶山林氏不仅将中医的技法一代一代传承下来，也将高尚的医德、行医准则、壶山林氏特有的药物炮制方法和严谨的壶山林氏家风继承并发扬光大。壶山林氏传承至今已历九代，为了响应国家扶持传统中医药的号召，突出闽医文化、闽药特色，壶山林氏致力发扬中医学心得和中药炮制传承，运用现代科技对壶山林氏专著《壶山普寿堂家传秘方》《壶山玉函经》《壶山验案荟萃》《女科方歌方解》的精方和验方进行分析研究，对壶山林氏小营煎、补天寿胎丸、清热化痰丸、化浊丹等秘药进行深入研究。

世家沿袭蕴含着独特魅力，规矩与章法耐人寻味，不胜枚举，从壶山林氏"三重""三正""六不治"到"药方印鉴""过午制药""奉子红蛋"等规矩，看似平淡无奇，然均体现着壶山林氏的规与矩，亦是壶山林氏的道。近300年来，壶山林氏不仅把精妙独特的医统传承保留下来，也将历代先贤秘炼炮制的技法生生不息地传承下去，并收集编撰成册留下大量文献史料，为中华传统医学的沿革和发展留下了许多瑰宝和财富。300年来被口口相传的那份格调，在细节中无不体现着世家传承的严谨与匠心精神。

第四节 社会影响

壶山林氏珍寿中医药堂始建于1917年，当时不仅是福州城内远近闻名的药堂，亦是壶山林氏沿革历代先祖古法秘炼炮制中药材及为四方患者看诊的地方。壶山林氏珍寿中医药堂的整体设计既体现壶山林氏特有的格局，又折射出闽医闽药特色场馆的布局。它是一座二层木质结构建筑，宽约4m，长约18m，前门临街，后有天井，分别设有药堂、诊室、作坊、仓库和供患者候诊的长廊，布局合理，明亮通风，还利用沿街露天，在二楼房椽上建造了一个 10m² 可以推拉的平台用于晒药。壶山林氏祖训"尽枕"二字匾额仍挂堂头，训诫后人不论看病开药，都要以心为本，以药为论，关心患者，淡泊名利！壶山林氏后人谨遵祖法，严选药材，常年撷集南北道地药材数百种，冷背药材精正，精心加工炮制，药效良好。解放战争时期，珍寿中医药堂救助了大量伤病员，为革命斗争事业做出了积极的贡献。

壶山林氏珍寿中医药堂是继壶山普寿中医药堂之后的又一传奇。这是百年传统炮制技术传承的承载体，经常开展炮制技术的演示，"以师带徒"学习及总结、研究炮制经验；经常举办义诊活动，救济贫困，许多患者都得到了珍寿中医药堂的帮助。因此，加强对遗址的保护和利用，展示和传承福州近现代慈心济世的中医文化，是维护福州本土文化多样性的重要手段，也是福州中医悠久历史的空间见证，是不可再生的珍贵文化资源。

壶山中医药文化体验场所，包括壶山林氏洋中厝大宅、壶山林氏珍寿堂中医药文化体验馆、壶山林氏普寿堂中医药文化体验馆、壶山林氏鼓岭中医药文化体验会馆、壶山林氏福州守忆非遗研究院、壶山林氏（永泰塘前）乡村振兴非遗研习基地、壶山林氏（连江黑土农场）中医药文化传承基地、壶山林氏（连江塘坂）中医药文化传承基地、壶山林氏（闽清坂东）中医药文化传承基地、壶山林氏（仓山梁厝）中医药文化传承基地、壶山林氏三坊七巷非遗博览苑体验馆、壶山林氏上下杭非遗展示馆体验馆。

壶山林氏致力于传播中医药文化。2013 年延革祖传普寿、珍寿二堂，再创壶山普珍寿堂，保护"壶山林氏"文字、图形专属商标 46 项，新型专利 15 项，为壶山林氏中医传、帮、带提供了切实保障和发展平台。

2014 年壶山林氏基金会成立，为家族传承壶山林氏医统文化提供竭力的支持，倾力保护洋中厝大宅和珍寿中医药堂，建设壶山林氏中医药文化体验场所，免费向公众开放。作为非遗传承示范基地，可更好地传承壶山林氏医统文化，也为壶山林氏中医内科赢得了更多的社会关注。领导多次到壶山林氏各基地视察工作，充分肯定壶山林氏做出的突出贡献。

2015 年以来，壶山林氏团队致力于文化建设，努力整理并保存壶山林氏中医内科历代珍贵的医案典籍和个人论著，活用现代互联网思维，将传统中医药文化和壶山林氏特色理论进行整合推广。2018 年壶山林氏中医内科率先响应"闽宁帮扶"，到宁夏固原招收门徒全程培养，解决就业，精准扶贫，每年公益下乡义诊宣传活动30 余场，将传统闽医闽药特色带给偏远地区，受到各级政府重视和社会一致好评，优秀事迹多次被人民网、新华社、光明日报、福州日报、福州晚报、福建电视台、福州电视台等多家媒体刊播。

2015 年以来，壶山林氏组织团队走进各大企事业单位、校园、社区等开展中医药文化科普讲座 232 场、中医药沙龙活动 410 场，志愿活动时长累计达 8000 小时，义诊活动 316 场，每年定向非遗公益走透 1 个县区。其中，2019 年，壶山林氏团队走进永泰县内 21 个乡镇，历时 49 天，3200 多千米，义诊患者 1426 名，为永泰县当地留下了宝贵的中医药普查资料和数据。2020 年，壶山林氏团队走进罗源县内 11 个乡镇，历时 28 天，1730 多千米，义诊患者 610 名，被罗源县委授予"乡风文明先进单位"。

抗击新冠疫情期间，壶山林氏团队多次受到中央媒体专访，为中医药防治疫情做出了积极贡献，被福建省非遗中心授予"优秀组织奖"。2018—2020年壶山林氏中医内科连续3年荣获福建省非遗宣传推广先进个人。

2020年，壶山林氏中医内科作为福建省内唯一的医药类非遗项目参加上海进博会，现场受到领导的一致好评。

壶山林氏中医内科每年定向组织壶山医学研究团队对外交流，在多个国家设立壶山林氏中医药文化交流中心，每年定期组织交流活动，为中医药文化更好地走出去，为福州市传统中医药文化践行和传播做出了积极的贡献。壶山林氏中医内科，积极响应祖国传统中医药复兴的号召，在继承壶山林氏中医文化的同时，率先打破壶山林氏家族内嫡系传承的界隔，收授正式门徒19人。在传承中医药文化的同时，壶山林氏中医内科热心参与社会公益活动，开设中医传承班，积极进入高校推广中医药文化，挑选、培养优质的少年一代，已累计教学学徒390名，其中壶山林氏认证的小药王47名，为日后成为壶山林氏门徒奠定基础。2018年，壶山林氏中医内科率先响应"闽宁帮扶"，每年计划从宁夏、甘肃地区筛选20个资质过人的孩子来福州，由壶山林氏出资将他们培养成中医门徒，学成后必须回到当地，由壶山林氏投资建馆，解决就业，不仅解决了当地中医人才难的问题，还能真正授之以渔，培养他们日后成为中医专业人才，为发展祖国医学事业做出积极贡献。

第五节 媒体报道

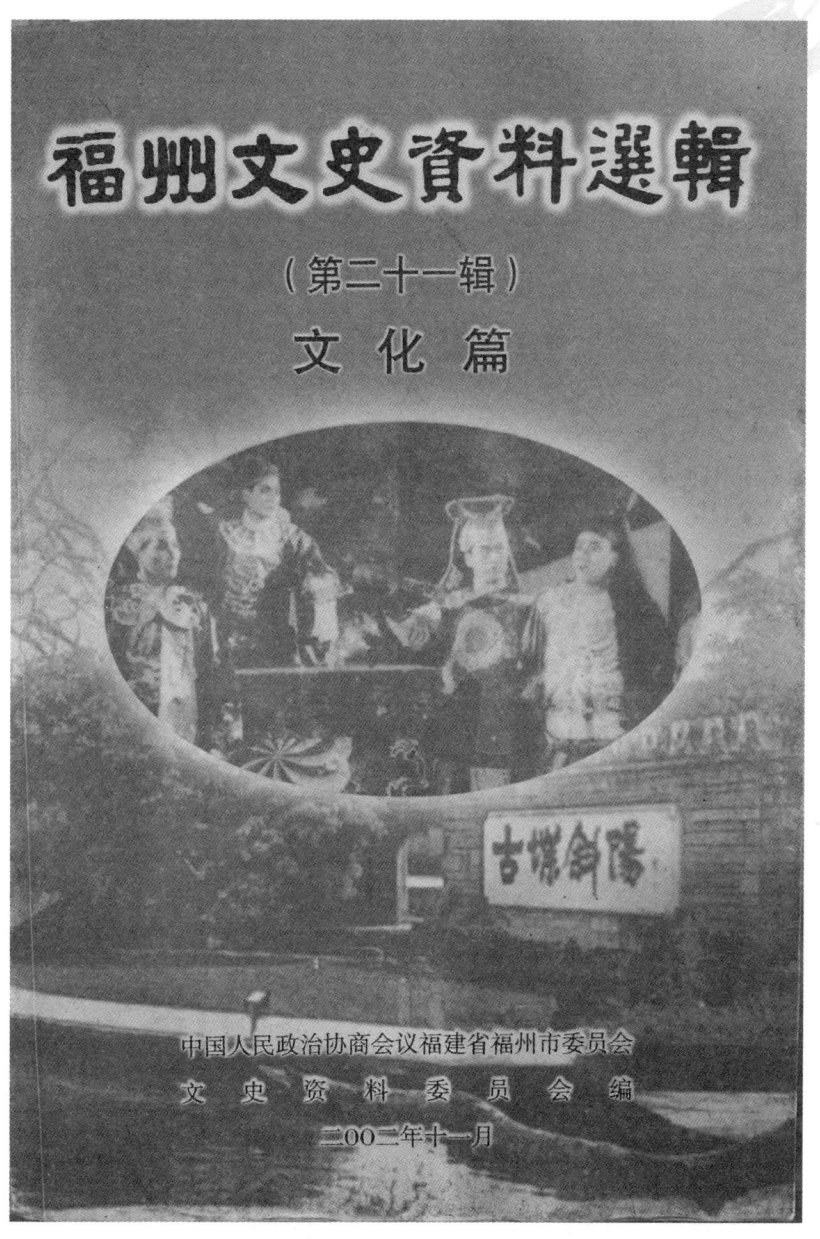

世代行医　竭力奉献

——福州壶山林氏中医内科述略

叶锦先　潘健明

福州壶山林氏中医内科家学渊源，历史悠久。据相传可知者，世居福州郊区屿头乡（今后坂村），可追溯到清乾隆年间的林世存，此后世代沿袭，下传林德盘、林作建、林森元、林辟甫、林英藩，至今已历九代，他们幼承家学，精通内科，名噪一时，脍炙人口。

林作建（1796－1870年），字和斋，自幼聪明，在其父林德盘的指教下，"弱冠即为人治病"，医绩卓著。他与长乐县名医陈修园关系甚密，时相往来，当时陈氏往返榕城，常在林家下榻，彼此讨论医事，取长补短，交流治验。现珍存于上海中医学院图书馆的林作建所著《和斋医案》记述了他和陈修园会诊福州王垫山郑宁馨医案。林作建勤奋好学，刻苦钻研祖国医学典籍，对张仲景《伤寒论》有独到见解，他强调指出"六经辨证是《伤寒论》的核心，娴熟掌握六经辨证，乃习医之关键。医者应领会张仲景学理，掌握辨证论证大法，灵活运用伤寒方药，不要为经方所囿，立法遣药应因人、因地、因时制宜，继承仲师医学精华，领会其中辨证方法，必然骊珠在握，运用自如，而病亦随手霍然"。

当时闽省每年在立春后、白露前，为湿温病流行季节，患者颇多，本病不但传染力强，而且病期长，一经沾染，非数十日不能愈，以是为人所惊畏，一谈温病，听者色变。当时乡僻之地既少良方，且费用高,因此,林作建苦心精究,把本病分三期治疗,初期用通阳化温汤;中期用清营热汤;极期用加减服蛮汤治之。其验效如桴鼓,遐迩遍传,当时有"林半仙"之号。作建诊治中医内科病症经验丰富,疗效显著。对血淋、积聚、肿胀、脚气、痹症、虚劳、痰郁、吐痢等多种疑难疾病的因、症、脉、治,均阐述精当,分析入微,颇有卓见。他一生著有《和斋医案》、《伤寒论眉批补注》、《六经辨证歌诀》、《妇人古方歌诀》、《壶山医统》等书籍,晚年还认真总结临床治验,并汇集其弟林作茂医案,编成《普寿堂传家秘方》,作为临症指南。

林光昌继承家传,努力发展壶山内科,弘扬祖国医学,下传林森元。森元以清贡生克绍父业,为清季大医士,至今乡老犹津津乐道他的医绩。森元医术尤得力于《伤寒》、《金匮》二书,所著有《伤寒歌括》、《金匮歌括》、《临症指南医案》、《病机赋》、《诸病坏症歌》等若干卷。他生平喜用经方,常谓张仲景《伤寒论》一节,不仅适用于伤寒而且可作为治疗内科病症的准则。当时我省地气沍寒,俨如塞北,患寒症者极多,即寻常感冒,亦热少寒多。森元每以真武汤化裁,精妙如神。晚年因子孙繁衍乃构屋于后坂林珠村,乡人称其居为"真武厝",即今尚留存的"洋中厝"。当时闽省官员士绅及他们的家眷患病常请他诊治。林森元逝世后,陈至村太史、陈宝琛太傅等都亲赠挽联,关情哀悼。

林辟甫继承其父森元医业,刻苦攻读医著,在医术上精益求精,不断创新,以治伏暑吐痢善用炮附闻名,精通内科临床诊治,具有个人医疗特色。晚清大臣陈璧系侯官苏坂人,由京返乡省亲,病重卧榻,多方求诊,尚未奏效,特派员来壶山邀请辟甫前往诊治。陈璧服药后,很快痊愈。从此,医名望重四方。辟甫逝世时,陈璧闻讯特赠挽联曰:"本医国以医人,晚节益宏胞与量,等望君如望岁,遗徽伧斯老成型。"推崇备至,深切哀悼。

林英藩(1901-1974年),别名见楼,13岁随父辟甫习医,资质聪颖,幼承家训,尽得所传,勤奋好学,许多重要医籍皆能背诵不误。18岁即悬壶问世,在60年的行医中,积累了不少临床经验。解放后,他经福建省卫生厅首批审核批准为省名老中医,曾在福州市第一联合医院和仓山区中心医院任中医师。他热心致力于祖国医学,先后参加福州市中医学会、中国红十字学会、全国科普协会、中华医学会,曾当选为仓山区人大代表,应邀参加省政协会议,多次评为省卫生工作积极分子。他为人敦厚周慎,讷讷寡言,不自矜夸,忙于诊务,门诊日以百计。尤为可贵的是,他打破"林家饭碗不可为外人传"的祖训家规,于1962年将祖传《伤寒》、《金匮》、《六经辨证》、《六经治疗运用》等歌诀书籍贡献给省卫生部门,出版问世。他还著有《新医理论解释家传秘方》、《谈〈伤寒〉心得与〈六经本义〉》、《见楼医话集》、《见楼医案集》、《自制胃苓痛泻合剂治胃肠型感冒治效介绍》、《胃病验方"萎薤丹参饮"的辨证治疗》、《阴阳两亏咳血症治》、《尿血治验》、《酒疸》、《温热内蕴发黄》、《肝炎的中医辨治》、《高血压中医辨治》等。1974年他逝世时,福建省中医学会副会长郑孙谋医师致悼词。福州市第二医院陈子峰老中医书赠大幅挽联曰:"着手活三南,有德堪为后起范,投方警二竖,于心无愧此生虚。"

林英藩逝世后,林家后裔们继承祖先遗训,在中医内科工作岗位上,兢兢业业,救死扶伤,弘扬祖国医学,成绩斐然。辟甫长孙林兴江,原福州郊区第一届政协副主席,也是郊区首批评上高级职称的老中医,早年随父、叔刻苦学习中医药学,从医60年,治愈许多疑难病症名闻遐迩,至今已80高龄,仍坚持为四方来诊者医治各种内科疾病,同时兼任福州壶山医学研究所所长,抓紧整理《壶山林氏中医内科医案》,出版了《壶山验案荟萃》、《傅青主女科方歌方解》等书,并在《中华医学研究杂志》、《中医药学刊》、《中华临床新医学》、《福建中医药》等国家级和省级重要刊物发表《慢性萎缩性胃炎从肝论治》、《胃炎胶囊治疗慢性萎缩性胃炎100例分析》、《白血病分型论治》、《心痹胸病从气论治》等多篇颇有学术价值的论著。近年,他还携儿女林越汉(福建省人民医院副主任医师)、林如汉（副主任医师）等，贡献验方，经国家卫生部和医药局审准研制新药《清热化痰口服液》，经临床验证疗效显著，多次荣获上级表彰。2000年荣获福建省卫生科技进步奖。2001年荣获福建省科学技术进步奖。

　　福州壶山林氏中医内科源远流长，人才辈出，至今还有林兴标（省直机关医院主任医师）、林秋蓉（省妇幼保健院老中医）、林秋潭（福建中医学院第一届本科毕业生）等多人均从医多年，为发展祖国医学事业贡献自己的力量。

主要参考文献：

《闽医志》，福建省中医学院俞慎初主编出版。

《福州世家》，福建人民出版社，2001年5月出版。

《福州郊区政协史谈》，1992年6月出版。

《壶山普寿堂家传秘方》。

《福建中医药》1982年第5期。

《清代福州壶山名医——林作建》，《福建中医药》1984年第2期。

《福州名人传》，福建人民出版社，1999年9月出版。

（作者单位：福建中医学院）

「特别报道」—— Special Report

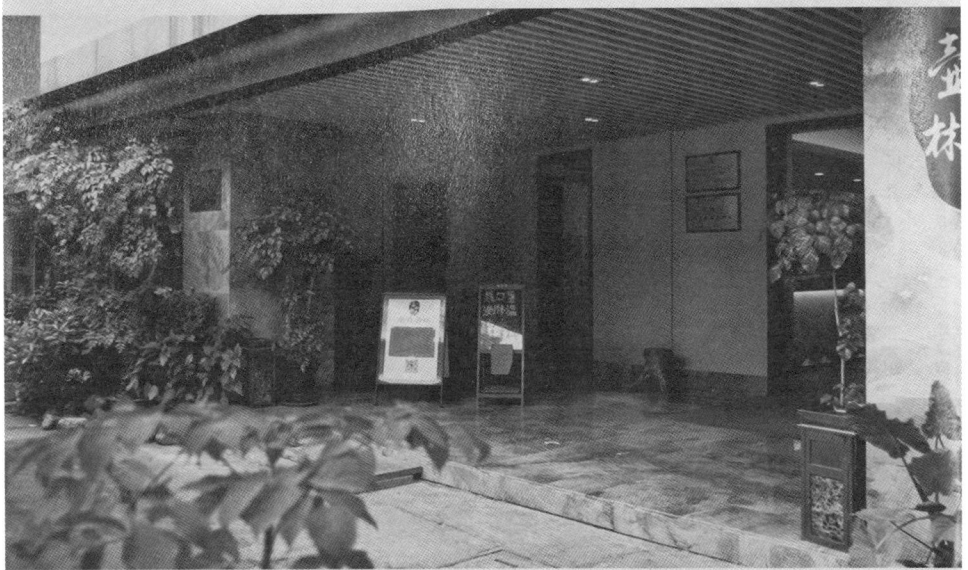

非遗传承 百年壶山

文/图_小恺

> 中医药是中华民族的瑰宝，凝聚了千百年来中医药技术成果与文化结晶，世代传承，历久不衰。位于福州市鼓楼区屏西普寿堂的壶山林氏数代传人将壶山林氏中医药的文化和医术不断传承发展，努力践行让"中医生活化"的理念走入百姓生活，让中医为越来越多的百姓提供医疗服务。

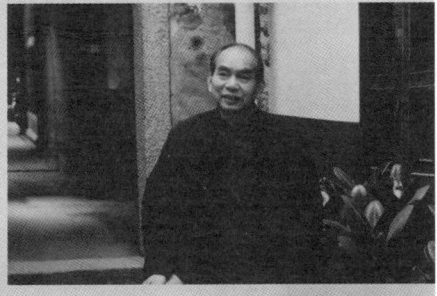

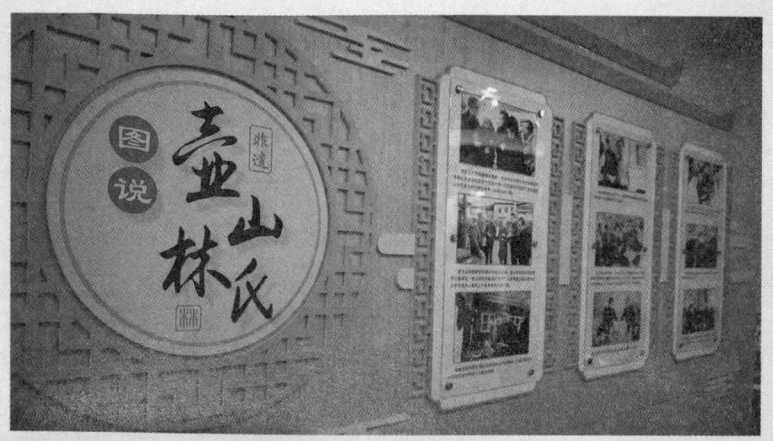

/ 壶山林氏中医内科历史 /

壶山林氏中医内科——福建省级非物质文化遗产保护项目、福建老字号。始于1726清雍正四年,传钵至今近300年,已历九代,众多患者慕名而来只求一方。作为福建省内入选老字号中医药的城市文化名片代表,不仅验证着壶山林氏的辉煌历史,亦深刻记载着福州中医药文化的发展轨迹。

壶山林氏编纂成集的《和斋医案》、《伤寒论眉批补注》、《六经辩证歌括》、《壶山医统》、《壶山意准》、《壶山村普寿堂家传秘方》、《壶山林氏家传秘方》等书籍均保存沿传至今。家传大量中医秘方与验案,在治疗湿温、脾胃、肝胆、妇科等多领域均有很好的口碑,其精湛的医术蜚声海内外。

近年来,壶山林氏中医以开拓进取、锐意创新的精神,推动百年品牌焕发新活力。根据壶山林氏家传验方研制的"清热化痰汤"项目获得福建省政府颁发的福建科技成果奖,1996年获国家卫生部审准颁发新药证书并获专利证书;"胃炎胶囊"研制成果通过福建省医药局审批;2007年"三叶通便冲剂"研制成果获得一致好评。壶山林氏还公开发表医学科普文章150余篇、医学论文100余篇、主编或手编医学论著20余部,受到福建省人民政府、福建省卫生厅、福建中医药大学颁发的多项科技成果奖。

壶山林氏中医长盛不衰的背后,是中医药文化一脉相传的生生不息,在护佑百姓健康的历史长河中,一代代中医人不断探索实践、传承创新、蓬勃向上。

/ 壶山林氏代表性传承人 /

福州壶山林氏中医内科第八代传承人——林越汉,他13岁就随父亲林兴江开方医病。林越汉现任福建中医药大学附属人民医院消化内科主任医师、教授、硕士研究生导师,兼任中华中医药学会药膳专业委员会理事、国家级药膳营养师、福建省药膳研究会副会长兼秘书长、福建省科普作家协会会员、国家自然科学基金委员会项目评议人。林越汉对于较难治疗的慢性萎缩性胃炎,有着独到的方法和见解。1984年,林越汉将祖传秘方改革创新,研制"清热化痰口服液",获卫生部审准新药证书。他还研制出服用吸收更方便的"胃炎胶囊",可以让萎缩性胃炎的肠化、增生等得到缓解。此外"三叶通便冲剂"、"脉冲毫米波经穴治疗仪"等,均已应用于临床诊治,并得到社会广泛认可。

福州壶山林氏中医内科第九代传承人——林润立,1986年生,是福建省非遗"壶山林氏中医内科"第九代代表性传承人。他本人还是中医内科硕士、美国Ph.D哲学博士、福州市第十四届政协委员、中国非遗协会中医药委员会常务理事、中国民族卫生协会中医药委员会专家委员、中华中医药学会药膳专业委员会委员、福建省科普作家协会委员、福州市老字号协会名誉会长、福州市委党校特邀讲师、壶山林氏发展基金执行人。曾获评"2021中国非遗年度人物百强"、"福建省非遗推广先进个人"、"福建省十佳青年文化传承保护人"、"福建省中医药文化传播使者"、"福州市5个100暖心志愿者"、"福州市身边好人"等称号。

林润立6岁起受祖父林兴江栽培学医,弱冠之年既能熟诵方歌药典,13岁就佐诊祖父开方医病,毕业于福建省中医药大学中医内科硕士,师承福建省政协副主席阮诗玮教授。并赴广东向中医泰斗、国医泰斗邓铁涛经验学习。擅长运用壶山舌脉精诊的治疗体系,对各类疑症难病,尤其突出温病学说的延展,具有深入的研究和独到的见解。其知识体系详备、用药精准、故治方每出奇效,广受病人好评。近年来,林润立负责带领壶山团队致力于对壶山精方、验方的文献整理与科研制药开发,成为壶山学派年轻的科研带头人。同时,他还为传统中医药文化复兴开展大量科普公益活动,成为省内津津乐道拥有着数万粉丝后援的明星中医。

/ 传播践行中医药特色文化 /

传承不泥古,创新不离宗。林润立对壶山一脉的文化普及与传播做出许多努力,定期举办公益义诊活动,经常组织团队开办壶山公益课堂,弘扬传承中医文化精髓,传承传播中华优秀传统医学文化,提升民众中医药

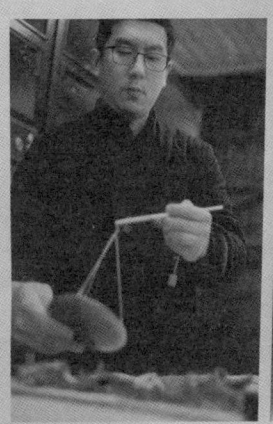
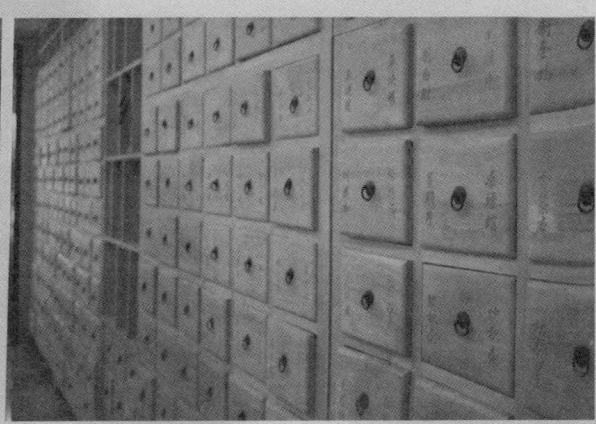

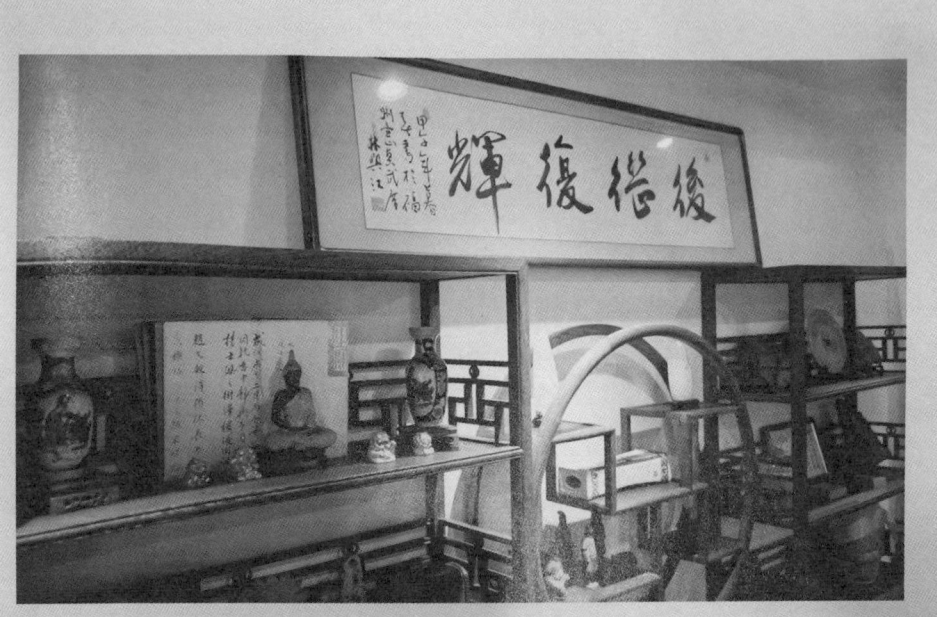

知识水平,增强民众健康意识,推进优秀非遗文化惠及民众,让更多民众了解中医治病与养生知识。壶山林氏中医努力传承创新,热心社会公益,以开拓进取、锐意发展的精神,推动百年品牌焕发出新的活力。

林润立说:"福州是侨乡,更是一带一路的桥头堡。让中医文化走出去,是我们这一代中医人的责任,壶山林氏不仅是中医药文化的践行者,更是传播者。"从2014年开始,每年壶山林氏都在国外建立交流机制,弘扬中医文化,目前包括美国、法国、加拿大、马来西亚、柬埔寨等国家。

新冠疫情发生以来,壶山林氏中医内科还积极发挥传统中医药特色优势,结合福州的地域特点和气候条件,研制出具有清热解毒和提高机体免疫力的抗疫茶,积极向民众科普如何防治新冠肺炎,免费派送中药祛湿包,并通过网络进行远程视频诊疗,为病患答疑解惑,为打赢抗击新冠疫情之战尽心尽力。

未来,壶山林氏将继续弘扬闽医闽药特色中医文化,让"中医生活化"的概念走入大家的生活,帮助更多人过上健康的生活,为推动中医中药体系建设、延伸中医药服务链条贡献更大的力量。"壶山林氏中医"这一百年老字号也将在新时代征程中阔步向前。

责任编辑/郑王恺 美术编辑/蔡林

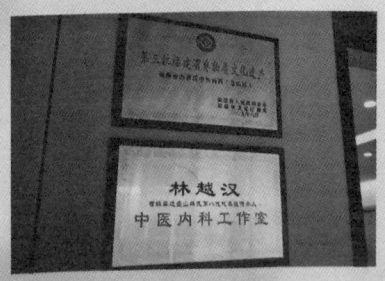

【代表医家学术经验】

第一节 第三代林作建

一、医事传略

林作建（1796—1870），字和斋，福州壶山人，清代福建名医。林作建治学严谨，勤求古训，探其奥义，每有发微。其积数十年学验，著有《和斋医案》《伤寒论眉批补注》等著作，并汇集其弟光昌遗著，编著《壶山林氏家传秘方》一书，代代相传，作为临证指南。林作建所著《六经辨证歌括》，言简意赅，既秉仲景之旨，又参以个人治验，足资后学借鉴；所著《伤寒论眉批补注》，是其研究伤寒病的经验荟萃。林作建临证治验俱丰，《壶山林氏家传秘方》《和斋医案》是其临证经验的总结。《壶山林氏家传秘方》除汇集其创制的新方外，还对心悸、积聚、消渴、寒证、脚气病、痹症等的因、症、脉、治进行阐述分析。该书于20世纪50年代由其后裔林英藩运用现代医学理论加以融会贯通，编辑成书，名为《用新医理解释家传秘方》。林作建平生撰写医话医案甚多，可惜大部分毁于中华人民共和国成立前的战乱。现存《和斋医案》共113篇10万余字，多属疑难和有参考价值的临床治验结晶。其中叙述病情清晰，前后投药详备，尤其能兼收治愈与死亡的病例，不但愈者可作后学楷模，死亡者亦可启后人深思，吸取教训。医案中对于四诊八纲条分缕析，理法方药恰如其分，能将古人著作与各家学说深入浅出地呈现于读者眼前，诚为临床医家临证备要之典籍。

二、学术特色

林作建治学严谨，数十年如一日，上自炎黄下迄元明的医学典籍，均有涉猎。尤其对张仲景的《伤寒论》推崇备至。他说:"六经分证是《伤寒论》之核心,学者应留心研究,探其微奥,娴熟掌握其辨证要点。"他认为:"仲师强调扶阳气之重要,实旨在平衡机体阴阳。"林作建虽宗仲景之法为不二法门,但师古而不泥古。他针对当时某些医家应用经方不敢加减之习气,极力提倡治病应辨证,立方遣药应因人、因时、因地制宜。他深有体会地说:"仲师于桂枝汤之加减二十余种为示范,留他方为后人作隅反。学者若被经方所囿,实不通仲师之意。"他同时告诫后人:"学习仲师方,只有善于领会其理法,才可骊珠在握,运用自如,而病亦随手霍然。"此类可贵的见解,在他著述中俯拾皆是,足见其实践经验之丰富。正是在这种辨证论治思想的指导下,林作建虽笃信《伤寒论》,但又师古而不泥古,自出机杼。"凡一诊一案,辄辗转寻思。既恋于心,复志于佚,反复辨证,以求惬洽经旨乃可。"故其临证疗效显著,医誉广传。

林作建将仲师《伤寒论》奉为圭臬,其对四时温病亦悉心研究,功力甚深,能融伤寒、温病于一炉。他认为明清温病学说崛起,可辅翼仲景伤寒之未备,二者相得益彰,并存不悖。这种学术观点,在他晚年所著《壶山林氏家传秘方》中表现得很突出。其时闽地每年在立春之后白露之前,湿温病流行,患者甚多。湿温病不但传染力强,而且病程长,一经感染,往往数十日不愈,中病之家,因此而破产者,往往有之。当时乡僻之地少良方,治疗药费之贵,又非藜藿家之所能堪。林作建悯贫民之患,苦心精究,庶拾群书,访求名宿,对湿温病独辟蹊径地分为三阶段治疗,初期用通阳化湿汤,中期用清营透热汤,晚期用加减服蛮汤,效如桴鼓,患者纷至沓来,林作建声名鹊起,在闽地享有盛名,有"林半仙"之美誉。

三、医话医案

(一)论舌脉

1. 妊脉

妇人经水断二三月不潮,诊其脉微滑而不数,不涩不伏,不弦劲,不间歇,所谓身虽有病，而无邪脉乃有娠也。辨男女之脉，多以左大为男，右大为女，然亦有素禀脉左右偏大偏小者，自难一概而论，唯寸口滑实为男，尺中滑实为女，颇足为据。或有以两寸俱滑实为双男，两尺俱滑实为双女，右尺左寸俱滑实为一男一女。予未尝验过，不敢断言。《脉诀》有云："妇人有子，阴搏阳别。少阴动甚，其胎已结。滑疾不散，胎必三月。但疾不散，五月可别。左疾为男，右疾为女。女腹如箕，男腹如斧。"所谓"少阴动甚"者，因心为阳，阳神气旺，故见心脉搏动有力。"阴搏阳别"者，因尺主胞宫，妊娠则胞宫血盛，故尺脉搏动有异于寸。以实际验之，妊娠妇人脉见尺部滑者有之，而尺寸俱滑者亦有之。总之，认妊之诀，必两手六部脉滑，而证具妊象方可。又有因素体血虚、不足以荫胎，而见两脉迟涩者。以上脉诊虽属古人经验之言，但临床尚有参考价值。

2. 浮脉

脉浮原属外感表证，浮紧风寒，浮数风热，浮迟风冷，浮虚伤暑，此乃指一般而言。须知久病中虚，阴阳两伤，至于极期，其脉亦浮。脉浮证兼外感，脉证相符，此属正常，倘见汗喘，大便泄泻，稍涉虚象，必细察其脉，倘重按全无，尺部不鼓，肢冷神倾，少顷其脉之浮必近于散，变证将在俄顷。

3. 沉脉

脉沉属里，沉数里热，沉迟里寒，沉缓水蓄，沉牢痼冷，此乃言其常耳。须知急性热性病初起，即见脉沉肢冷，昏迷不省人事者有之，此乃一时邪伏，脉道气阻，不能概以里寒论治，此时必须脉证合参，抓住其重要环节，倘属伏邪，宜透解里热，使邪热有所出路，则其脉可立即外现。《伤寒论》有麻黄附子甘草汤、麻黄附子细辛汤证，皆沉脉而具表里两病者，然则，沉脉亦不可专主于里矣。

4. 迟脉

脉迟属阴，但在于气滞及大便多日未通者，不可概以阴证论。读《伤寒论》承气证，亦有脉迟，因气阻脉道之故也。故脉迟必辨其有力无力，属浮属沉，浮迟表寒，沉迟冷结；有力实滞，无力虚寒。此外，若脉迟兼见舌有暗紫，则又不能不虑及跌伤瘀阻之病矣。

5. 数脉

脉数属热，无可置疑，但虚急无伦，未可概以热论。凡见脉两寸浮急，尺部无力，重按全无者，多居虚火寒证。大量失血后，引起虚阳上越证，或下寒上热之戴阳证等，皆可出现急数脉。在此紧急关头，务宜细参外候与前医服药方可。无故脉数，必生痈疽，数实而吐臭痰为肺痈，数虚而咳吐涎沫为肺痿。此皆所当审察也。

6. 大脉

凡诊老年、久病、虚弱、产后病者，脉不宜大，脉大必审其有无根蒂？浮洪虚大，身汗如油，喘而不休。水浆不下，形体不仁，乍静乍乱，此为命火已绝。久泻脾脉豁大，已是根本动摇之象，瘦人胸中多气，脉大者死，此少火气衰，壮火食气之故也。

7. 细脉

脉细属虚，但细中必审其有力无力。阴虚细数而有力，阳虚细迟而软，已同微脉。凡产后、汗后、崩漏出血、虚人及痈疽已溃者，见脉细为顺，但不宜疾，细而急疾，此为阴不摄阳，已是危急之至。倘若形盛脉细，少气不足以息，热病脉细，神昏不能自持，皆脉不应病之候，宜注意之。

8. 双弦脉

弦脉属肝。关弦为木克土，土不制湿，寸弦为头痛，尺弦为腹痛。若两手脉皆弦，谓之双弦脉，左关弦为肝本脉，右关弦为木克土，两关皆弦，无疑居于土败木亢之象。倘木火过极，脉弦每在六至以上，多见于严重虚劳病者。

9. 冲阳脉

冲阳穴在足跗中趾端上行5寸，去陷谷穴3寸；为足阳明经脉所过之"原"，又称"会原"。《素问·气交变论》曰："冲阳绝者，死不治。"故危重患者，两手六部脉绝时，可以此脉决死生。此穴亦称"跗阳"，汉代张仲景著《伤寒论》以胃气为本，因跗阳属胃，故跗阳脉在，病虽重可救。

10. 交替脉

凡察脉搏见一强一弱交替出现时，称为交替脉。心力衰竭及严重心肌损害者，可出现此脉，如听诊患者心尖区，更可明确察知。古人所称"出疾入迟""出迟入疾"之脉，有类于斯。

11. 水冲脉

检查水冲脉，先以手按患者桡动脉部，然后，举其前臂，发现患者脉搏洪大，起伏急促，称为水冲脉。见于脉压增大，主动脉瓣关闭不全及甲状腺功能亢进者，有时亦见于高热及严重贫血患者。

12. 奇脉

诊脉时，命患者深呼吸，如见其脉搏在吸气末期显著减弱，呼气期增强者即是。见于心包积液或缩窄性心包炎患者。

13. 脉搏短绌

脉搏短绌，此为新医学名词，由于心脏期前收缩，亦称期前收缩与期外收缩，因此时心室搏出之血量较少，遂致桡动脉搏动较弱，甚至不能触及其脉，产生脉搏间歇现象，祖国医学有"代脉"之称，但此并非指头按在桡动脉上所能触知，此时如听诊心音，则桡动脉搏动较心尖区搏动少，称为脉搏短绌。见于惊恐，精神紧张，或有心脏病者。

14. 肠伤寒脉

肠伤寒病，相当于祖国医学之湿温，此病治疗失法，往往于末期发生肠出血、心力衰竭而死。本病脉象不若体温显著增加，医学上称此脉为相对缓脉。细究本脉特征，即按患者之脉，可发现其脉搏在不完全下降中即升上来，状如驼峰，故又称双峰脉，亦称复脉、重脉。祖国医学以缓脉主湿，故湿温病初期，脉多浮缓，至其热化入里，其脉亦无定体，则其病之范围，当较病于肠伤寒。

（二）虚劳医案

港头半道林兆相次子，年31，素有血疾，体瘦肌削，面色青黄。辰刻起热，五心尤甚，热时微汗，头昏，每日便泻七八次，尿多，有热则淡黄，热退则淡白（热达于腑，故色现于膀胱），不欲食，强进一碗，口渴喜饮热，咽干，舌红，上生白点如小儿鹅口疮状，咳嗽痰胶，气短，多嗽则喘促难支，咳平微短气，左胁咳时则疼，时常梦泄，脉象浮取软急，中取沉无力。以蒸热舌红口渴而论，宜清火退热，但火有虚实之分，邪正之异。未有脉软无力者可清，未有泄泻频频不欲食者可清，未有头晕足软者可清。若脉急搏指有力，自当从阳论，有表证者则从表解。本证脉象浮急，按之空虚，由脏虚不敛，浮越于外，未有脉息空虚而可两泻。夫脉细数、弦数者多阴虚，虚大浮急者，未可概从阴虚论，治当以补脾益肺，略佐清火。取五阴煎治脾肾，服后少减，而泻不瘥。复以大剂六君加僵蚕、桔梗治口中白疮，赤石脂、莲子肉治泄泻；宝肉补中焦。法固尽善，其如症已犯律，虽辄效，究莫能挽回矣。

按 虚劳以五脏虚证为主要临床表现，《金匮要略》首先提出虚劳的病名，把虚劳分为阴虚、阳虚、阴阳两虚3种证型。虚劳到后期出现出血、骨蒸、肉削、咽疮、气喘、泄泻、脉急，乃属无可作为之重恙。林作建明知其不可挽，勉拟补土生金法，延其生命，病虽入于无聊，医已克尽其能事，无所憾矣。

（三）伏暑吐利医案

黄可敬，年28，身细极瘦（瘦人多阴虚）。7月11日，患吐泻，经进六和、五苓、附子理中、八味之类，病未瘥。7月15日现症肢清（不甚冷而和，谓之清）。饮汤水见热，腹尾轻痛，水泻后肛门微热，小便点滴不通。呕吐涎沫，口渴咽干，喜饮滚水（热因虚而非实，故喜饮终少，且热极亦有喜饮滚水者，同气相求也），辗转不宁，不得眠三昼夜（少阴证，但欲寐，面如刀刮，脉微。本症心烦而躁，脉细有力，非阴证比也），前医曾用火灸，脉三四动一少歇，两手沉弦细，右尺似有似无，重按虽细如丝，间有挺然之象，左关沉细中有力，右关间有滑象，目眦有眵泪，两脸映红，舌虽黑而润，质地红边紫（舌黑属寒，质地舌边红紫，未可概以寒论）。拟伏暑阳陷误温所至（多有愈投燥药愈厥，脉愈细涩者，《脉诀》所谓"热极细涩"是也），投猪苓汤加竹茹、枇杷叶，小便即通半碗，带热急微痛，脉转弦滑，用竹茹汤，呕止，热渴转增，伏阳得申；取白虎犀角地黄汤，滋阴清火，舌色渐退，用黄连阿胶汤得睡，继以清补而瘥。

按 本证伏暑挟湿邪聚结胃肠，故见吐泻等。前医误进附子理中、八味之类温药，以及火灸，效果不显。林作建投以清补的猪苓汤、白虎汤、黄连阿胶汤加减治疗，病愈。并告诫后人：寒中三阴，舌黑质地多灰暗淡白，必非红紫。舌既黑，四肢必厥冷而非清。面色当淡如刀刮，非两脸映红，眦多眵泪。当但欲寐，而非不得眠。脉必细软欠神，非细数有力。口淡无味，非口苦痰黏。后之学者宜详辨之。

（四）胁痛医案

仓观顶陈大绪之妻，年六十余，体胖，腹中烧热，自胁下起至胸骨下，横截如线，当绳束则不堪，得热归宿，聚于右胁下，略长三四寸甚坚，热时如烙，热散则爽，否则烦扰难当，大便二三天一通，小便如汤，热臭而痛。食少，口微干，不渴，睡醒时尤干。夜不得寐。脉之左关形大，时滑时软，左手形力俱逊于右。凡承气汤、滚痰丸、十枣汤、知柏八味丸、桂附理中汤等均投。窃思热由胁下，自是肝火。小便之热臭，是宗筋隶于肝，然热不上升至头面，得非阳气下陷，清气不升，肝阳内郁之故？况体胖为卫不实，小便热臭拟清气不升，失位之火，下走前阴，热有汗，为卫不固。取补中益气汤（有柴胡以疏达木郁），加牡丹皮、白芍，连服2剂，得睡，小便之热臭全退，岂非升之力乎？而热依然，有时绳束归于右胁。复用前汤。另煎逍遥散加牡丹皮，以达其热。投之立见热从两胁而散，亦有从上而退者，足征是厥阴风木内郁，相火之作怪何疑？次用六味地黄汤加柴胡、白芍，滋水以润木，补阴以吸阳，师《黄帝内经》乙癸同源之治法。如再无大效，则七味丸引火归原之法，不可无也。当时又教进童便、鲍鱼汤，其热日减。十三日起，安静，食加，人健，热全退，唯腰间发现一硬块，长五六寸。十九日忽又起热，热发则腰中一块又消，热退则仍有，斯解最难取譬，此得非火气下泄于肾，烁其津液，而致肾气之不运乎？征之热发块消，热退块来矣，非火之崇而何？二十二日，取生地黄、白芍、沙苑子滋阴以配阳；银柴胡、菊花疏风木；党参、黄芪补肺气，以平肝邪，且能益上源之水；牡蛎咸以软坚，五味子敛阴生津，冲以童便，使火顺泄，效如桴鼓。

🔸 **按** 胁痛是以一侧或两侧胁肋部疼痛为主要表现的病证，病因主要有情志、饮食、跌打、久病体虚等，病机一般为肝经气郁，肝失条达，临床常以疏肝解郁、理气止痛为治疗大法。本证多由肝胆湿热引起，出现小便黄赤、大便不通、食少、口干、不寐等。正如《素问》所言："肝热病者，小便先黄……胁满痛，手足躁，不得安卧。"林作建抓住其热不上升于头面、阳气下陷阴经的特点，先用补中益气汤升清阳之气，牡丹皮、白芍泻肝经之热；次以逍遥散加牡丹皮疏肝解郁，立见热从两胁而散；最后师乙癸同源之义，用六味地黄汤加柴、芍养阴滋木，并饮童便、鲍鱼汤，收到良好效果。

（五）尿血医案

福州下渡，王平准会伯，年逾古稀，久患尿血，体瘦骨立，大便则硬坚，尿如荇菜汁，或如猪血，将通少腹必先满，通后，茎中见硬，顷即退。交午腹中觉气上冲随满，必呃以通之，乃爽。腹里见热，若不自呃，须吃以梨、蔗、荸荠等之类，其胀与热气渐降。舌红苔白，口则不干不渴，身则无热无寒。脉弦硬有力，寸关较大于尺。三年二月中，王立上决其不能逾月，愚窃以为不然。盖脉无滞涩，营血尚充，一可治也；气无喘息，阳未上脱，二可治也；大便无泻，前阴虽不存，后阴犹能固摄，三可治也；每饭尚进中碗粥，胃气未绝，四可治也；寒热未作，则气血尚未凌乱，五可治也；头无眩晕，上气犹未大虚，六可治也；素无汗出，则卫气犹能固护，七可治也；口无燥干，斯由禀赋尚厚，五液犹能上润，八可治也；神色语音照常，下部之尿血虽未能止，而上部心家营液尚可存神，九可治也；素无痰嗽，是火未刑金，上源生化者尚未受困，十可治也。然则其病何以然？盖小便将通，少腹必先胀者，是相火迫于州都也。通后茎中见硬者，血泄液亏，火之就燥也。交午热升，腹胀者，已午火旺之时，人身与天时之火，感而为害也。脉之弦硬者，是火之有余，非脏之旺相也。其得呃与吃梨、蔗而松者，火暂有所缓之故也。所见虽皆相火用事，但以高年食少，后天有欠，不能不注意之。且苦寒无生气，有碍土减食之患，加之尿血数年，营阴早已亏伤，纵云禀赋之厚，人生五十，血气就衰，况八旬老人，安可不顾其本乎？取熟地黄、白芍、当归、龟甲、阿胶、人中白、血余炭、西洋参、石斛、枇杷叶、白茅根、竹尖、茯苓、甘草、沙苑子、桑椹、续断、童便、猪髓、鸡肠、生地黄、山药、莲子肉、龙眼肉、竹茹、沙参、高丽参等，出入用之，有效如上所陈，非敢谓其必不致死也，但现有可治之，渠有药饵之资。有出入之见，三者交济，尚可延留岁月耳，凡尿血不比血淋，最忌渗利伤阴，若年高病久，尤当照顾营液，识之。

按 现代研究表明，属于尿血范畴的有尿路感染、肾结核、肾小球肾炎、泌尿系统肿瘤等。祖国医学将尿血分为下焦湿热证、肾虚火旺证、脾不统血证、肾气不固证等。尿血是指小便中混有血液，或伴有血块的病证，与血淋区别在于小便时痛或不适，不痛者为尿血，痛者为血淋，临床分为下焦湿热证和肾虚火旺证。本例患者年逾古稀，出现尿血、体瘦、大便硬坚。前医王立上，决其不能活过一月。而林作建通过脉证分析认为可治也，尿血后期出现火热重灼、迫血妄行、肾阴亏损、气虚不摄的危象。但先后 2 天尚未至崩溃边缘，彼有巨资足付药矣，可竭全力以济其急。所陈底细以及对策，皆切中病机，虽未必立挽沉疴，但视彼"嫂弱不援之以手"者，相去若何？

（六）假热医案

闽侯县兰圃乡，林某，年近 30，体丰，于二月上省候试，十六起沾恙。始自投姜附 1 剂后，诸郑、吴、周、林等诸医或清火，或解肌，如小柴、大柴、承气、栀豉、瓜蒂等汤投遍。陈修园医复令其服林医之大承气，继用枳术汤，势危。于初三回家，经郑医投真武汤加肉桂、杜仲、牛膝不效（此 3 味均不宜加，真武汤之用附子，以暖肾中之阳，非重补阴，若水火兼补，古人自有八味肾气丸在）。后进凉膈散（可为温清杂进）：大黄 9g，黄芩 4.5g，栀子 4.5g。三月初五下午，诊得脉息浮弦而带紧急，将有五至，按之稍软，右尺按之不起。患者时时呼热，摸之肌不甚热，头汗，面色不红，并无聋，无谵，掌背和，掌心热。喜镜及水壶凝冻头面，背如负物，胸下窒塞难受，四肢俱酸，并腰背常令人重重槌之（其理不槌则血凝，槌之则血运）。便秘 20 天，常有屁下，小便淋沥热痛，色如蜡红而清澄（热甚尿如醋色者，多浑浊不清，朱砂底非真阳外泄，即真阴内竭，本症合脉之软，火衰无疑），不能食，不饥不满，舌心黄如熟鸡子黄，视之粗而带躁，摸之不燥不润，舌尖本色红，如稀薄白纱盖上。齿燥起壳，口常渴，每饮半杯，喜热，如梨、蔗、半山茶等，已用10余天，询之，身却无痛。昼夜不眠，由身重与胸窒两症，不能转侧，睡喜侧右。腹则非胀非满，不空不嘈。视其面色，毫无红赤，验其呼声高朗（由阳浮于上），手扬足掷，刻无休止，手足时痹不仁（手足之痹，一解中气虚，气不能布于四肢则宜补。一解火衰，阳气不行于四末。则宜附子以温之。本症之痹，而掌心热，乃由误用硝、黄攻击，便虽未下，中气已虚，即散越不能收敛，壅塞于胸下，自不能运达于四末而成痹。此痹宜参、术以补气，气旺运行于四末，其痹自愈。若是寒痹附子症，则掌心必不应热耳，气实之症，如有发痹，必脉弦有力，两胁作痛，或怒而起，调其气而痹自通。伤食症亦有痹，由于饮食填太阴，枢运不行，消其积谷气化行痹自愈）。思用肾着汤化湿，但该方仅能治重，不能治窒，又不能治热。初犹以重为湿邪，乃取桂枝去白芍加白术茯苓汤，又加附子4.5g，全方投之。取邪风从卫而解，逆饮从内而渗，下咽即睡，酉刻症复如旧。以为药未及病，加参与之，奈渠家咸谓过燥，停止。次日投养血祛风调气，用熟地黄、当归、酒白芍、沉香、小茴香、桑枝、秦艽等，后又投党参、附子、白术、茯神、酸枣仁、远志、当归身、五味子等，因伍姓医阻，地、党均被撮起，每煎不及饮一二匙。初八日脉之，有时右寸关浮弦有力，有时按之甚软。书有云："实有假实，虚仍真虚。"凡症实有假，虚无假，勉拟理阴煎合沉附投之，其中附子用9g。药进得睡，午后稍安静，至夜，热重气塞，燥渴如旧。以为下咽得睡，其与脏腑相宜可知（凡服药即得睡者，是药与脏腑相合，腹中响者，是药能驱逐病邪，皆得效之征。又服药后得屁得小便长者，皆为邪气下达之效也），顷复如故，为药不及病。时伍医以为胸下之塞不任接，按之气壅不能支而痛，且按之见痛，执为结胸实证，欲用小陷胸汤（结胸虽有塞气热实之异，其脉必滑而有力，未有按之无力者；结胸则外热悉收敛入里，结于胸膈，未有外复有热。若是阳证，必面赤目红，未有面淡不红者）。力斥其非，主张用熟地黄18g、党参15g、白术9g、附子12g、当归9g、麦冬3g、五味子3g、甘草9g（初用太子参3剂，后用党参，每次服30g之多，常用苏党参代茶饮，每日计用党参15g~30g，间饮北姜汤，毫无加渴），立效。此才连进7剂，腰背之重，胸下之窒痊愈，尿热痛悉除，尿长色淡，人复得睡，渐能进食，齿润渴减，唯热只瘥二三，大便未下，其他诸症悉愈。予于十一中午返家，拟一方付服3剂。今且把病之所以然，条列析之于下：胸下气窒，乃阴气用事，乘阳之虚，阴胜则阳衰，坎中之火，畏避而飞越于上，所以塞重一见，上即呼热呼渴，头汗立出，此飞阳之不潜可征也。胸下塞时，腰背腹中俱重者，乃阴盛阳微，火用不宣，血气不流行，滞而不运。大便久秘，腹无胀满，此非里实可知，由阴气盛于腹中，阴寒坚凝，滞而不通，无阳以下温则阴无以化也。小便淋沥热痛者，乃前医所用，皆发汗涌吐攻便之剂，一解为气化不及于州都，一解为津液之亏，故尿短少。一解为湿气传聚，腹背腰体之壅重可征。若论是阴亏液涸，法当滋阴清火，征之本症，得桂附而愈，是寒湿壅经，水道不畅可知，尿之热痛，由虚阳外散，失位之火，下走膀胱。口之燥干者，乃阴湿之气滞于中焦，格阻津液不升，虽喉舌失润，不能消水（一解虚寒上浮，虽渴不能消水），内无实热显然。尿之数，由病久屡投表散吐下，上气日亏，布化不及州都，不能固摄，膀胱不约可征。身之汗出，由卫外之阳不固，无以实其腠理，阴之气干之，故背常重着。时时上热，由命火畏三阴之寒，胜不得栖于所存之地，飞越于上，汗随火越，阳不归元，因发上热。头脸胸膈喜冷冻，可用水熨是阳浮于上，审之腹中独喜被盖，则可知寒据于中，阴火散于外，水火不交，真阳散越之候。屁之出，询其室人不觉其臭，可知症无火，患者自云，肠风之出甚热，亦火之散走于广肠也，若以肠风之气热为实火，既若斯之盛，必大臭而不可闻，何询之并不见臭乎？小便浑浊如朱砂底甚清，当属热证。若是水方火炽，必浑浊不清，脉必滑数有力，人必易于转侧，其火非刑金作嗽，必迫血妄行，或两颧必红赤，必不与腰背腹中之重着并见也。虽然邪火大炽，失清之症，津液干枯，譬如燔柴成炭，亦有不能转侧而重者，然面必红，有眼眵，舌苔必干燥异常，脉非沉滑数，亦必沉小有力。即有热深而发厥者，其厥必上不过肘，下不过膝，指甲色红而温，掌心必热，必烦渴消水，神志朦胧，未必如本症之人事精明，面色淡淡，脉息按弱，右尺独微之可辨也。再论本证舌苔之黄者，皆因前手误下，损伤中气，脾胃中央土色，土气散越，真脏之色露于舌也。喜右睡，不欲侧左一症，决难辨明。盖因本症用寒凉之剂，误攻3次，剥损中气，阳气受伐，少阴真火欲灭，温煦无权，脾、肺、肾三阴之气，皆属于右，脏虚喜外护，右睡之理也。即内虚喜护之理也，亦与中虚腹痛喜按之义相同，故睡可右而不可左。征之尺脉衰微，命火欲绝，其理显而易知也。彼贻伍浅陋下工，岂识若此辨？倘渠非早来邀，已被促登鬼箓矣。

◆ 按 真寒假热，仲景称"热在皮肤，寒在骨髓"，其病机无非为阴盛格阳，真火不得归位，切不可误用凉。《黄帝内经》"反者反治"之义即此。此证辨认之诀，全在于脉之有力无力，"实有假，而虚无假"，彼浅辈只以胸下窒塞，拒按，小便淋痛，执为实证，遂用陷胸攻之，而不究脉之虚实。噫！庸术杀人，其咎谁归？此案反复辨论，理精义明，后之学者，常熟玩之。

四、媒体报道

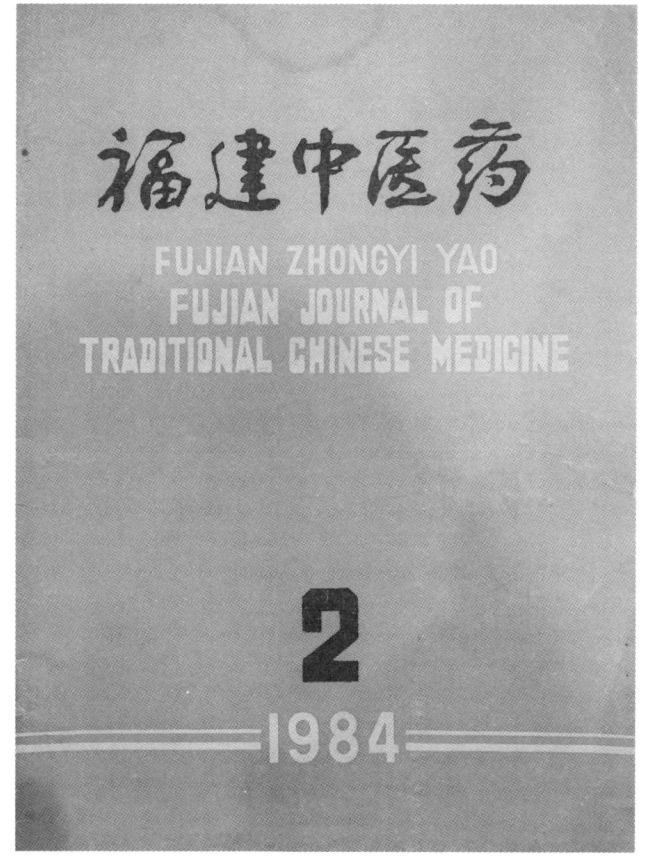

·闽医集萃·

清代福州壶山名医——林作建

福建中医学院附属医院 林越汉

林作建，字和斋，生于清嘉庆元年，卒于清同治九年，（公元1796年～1870年）福州壶山屿头乡人，为福建清代名医。

林氏出身于世代业医之家，家学渊源。其祖林世存，其父林德盐皆精通内科，名噪一时。林氏幼承庭训，读书颖悟，弱冠即为人治病，颇有成效。行医数十年，业与年进，辨证准确，方药熨贴，多愈奇疾，誉满榕城，望驰遐迩。

林氏家族与长乐县名医陈修园关系密切，时相来往。当时陈氏往返榕城，常在林家下榻。二氏相见，每议论医事，谈笑风声，相得甚厚，均能他山攻错，取长补短，共收医疗效益。《和斋医案》曾记述二氏会诊福州王墓山郑宁馨病案。林氏现存《诸病坏症歌》与陈氏《医学实在易》颇有相似之处。

林氏学术渊博，经验丰富，积数十年治验，著有《和斋医案》、《伤寒论眉批补注》、《六经辨证歌括》、《妇人古方歌括》、《壶山医统》、《壶山意准》等书，并汇集其弟光昌遗著，编写《壶山林氏家传秘方》一部。子孙相传，作为临证指南。

林氏治学严谨，数十年如一日，上自炎黄，下迄元明的医学典籍无不涉猎。尤其对张仲景《伤寒论》推崇备至。他谓："六经分证是《伤寒论》之核心，学者应留心研究，探其微奥，娴熟掌握其辨证要点"。所著《六经辨证歌括》言简意赅，既秉承仲师之旨，又参以个人治验，足资后学借鉴。譬如他把太阳病辨证执简驭繁地归纳为：

太阳头疼项脊强，体肢绳束痛腰乡。
阴阳俱紧逆而呕，先见恶寒后热常。
无汗由寒凝郁喘，祛邪开腠任麻黄。
细微妄汗阳虚体，汗漏恶风急固阳。
尺涩津亏亡血翠，淋疮新产汗尤伤。
卫中风邪热自汗，桂枝浮缓胜琼浆。
鼻鸣干呕由风壅，体不痛疼症愈彰。
啬啬恶寒翕翕发热，恶风渐渐解肌方。
头项强疼浮脉息，恶寒四症太提纲。
寒邪传里热生癌，风陷结胸大小陷。
一侯身疼不汗出，郁阳烦躁表添凉。
青龙大剂宜详慎，无少阴形始可尝。
设脉弱微身自汗，恶风欲寐下咽亡。
抵当桃仁行血室，五苓治水导膀胱。

文字虽短，却把太阳病之辨证要点提纲挈领，真可谓非才不能提其要。他对《伤寒论》研究字斟句酌，颇具匠心。所著《伤寒论眉批补注》，则是他治伤寒学经验的汇萃。譬如他认为："仲师强调扶阳气之重要，实旨在平衡机体阴阳"。林氏还针对当时某些医家，泥古守旧，应用经方不敢加减之习气，极力提倡治病应辨证，立方遣药应因人、因地、因时制宜。他深有体会地说："仲师于桂枝汤之加减二十余种为示范，留他方为后人作隅反，学者若被经方所囿，实不通仲师之意"。同时告诫后人："学习仲师方，只有善于领会其理法，就可骊珠在握，运用自如，而病亦随手霍然"。类似这可贵的见解，在他著述中俯拾皆是，足见其实践经验之丰富。正是在这种辨证论治思想指导下，林氏虽笃信《伤寒论》，但又学古不泥，自出机杼。"凡一诊一案，辄辗转寻思，既恋于心，复志于帙，反复辨证，以求惬治经旨乃可"。故临证疗效显著，医誉广传。

林氏虽将仲师《伤寒论》奉为圭臬，而对四时温病亦悉心研究，功力甚深，能融伤寒、温病于一炉。他认为，"明清温病学说崛起，可辅翼仲景伤寒之未备，两者相得益彰，并存不悖"。这种学术观点，在他晚年所著《壶山林氏家传秘方》书中表现很突出。现略举一例，以示梗概。

当时我省每年在立春之后，白露之前，为湿温病流行期，患者特多。本病不但传染力强，而且病期长，一经沾染，往往数十日不能愈，而为人以惊畏。中人之家，因病此而破产者，往往有之。当时乡僻之地既少良方，而治疗药费之贵，又非黎藿之家所能堪。因此，林氏悯贫民之患此。苦心精究，掇拾群书，访求名宿，对湿温病独辟蹊径地分为三阶段治疗。初期用通阳化湿汤；中期用清营透热汤；极期用加减服蛮汤。其验效如桴鼓，患者纷至沓来，林氏声誉鹊起，蔚然为闽省之重望。当时有"林半仙"之号。

《壶山林氏家传秘方》一书还对心悸、积聚、消渴、寒证、脚气、痹症等二十七种疑难疾病之因、症、脉、治，阐述精当，分析入微。该书于五十年代由其后裔林英蕃运用现代医学理论加以融会贯通，编辑成书，名为《用新医理解释家传秘方》，异曲同工，有启后学。

林氏平生利用诊暇，撰写医案医话甚多，大部分毁于解放前兵火灾乱。现存《和斋医案》共一百十三篇十万余言，多属疑难与有参考价值的临床治验结晶。其中叙述病情清晰，前后投药备详，尤其能把治愈与死亡病例兼收，不但愈者可作后学楷模，即死亡者，亦可启人深思，吸取教益。案中对于四诊、八纲条分缕析，理法方药恰如其分。能于学习中，使古人著作，与各家学说，深入

浅出地掩映于读者眼帘之下，发挥更大思考力，诚临床家必备之书。现该书由其后裔林宝瑜整理润色，每案均贯以按语，藉以醒人心目。今姑就其全案中节录一则，如下：

咳喘

福州下渡园下，宋四之媳，年十八，月事未行。病十二天，气喘痰鸣，恶寒，（发热恶寒，发于阳，无热恶寒，发于阴），腹满偶痛，大便溏，口渴喜和，舌润，咳嗽有血，咳多头右偏痛，两足难于转动，错语，阅其前方，郑有予用参、半、枇、贝清火化痰。切其脉息，细小虚急。拟恶寒为阳虚，卫外不固。咳多头痛为咳引气逆。腹满偶痛为脾气不运。便溏为寒湿内淫，土虚不能制湿。两足难于转动为下元欠温，气不煦血。口渴、咯血为坎中阳浮，阴随阳越，虚焰烁金。气喘为肾欠摄纳，气不归元。脉细为寒，急而软为脏气不敛，将有离脱生变。取熟地、党参、茯神、陈皮、半夏、骨脂、附子、五味、白术、炙草等纳气补中，固肠温肾。一啜，减十之三。

胡友梅按：按照症状，分别寻出病源，各有所本，与空想理论不同。立方就纳气、补中、固肠、温肾等各方面注意，头头是道，亦系经验之言。

林宝瑜按：女子年及十八，月经未潮，已属气血不足可知。且所出现脉症，亦多虚象，诊断颇无难事。唯口渴、咯血、错语等症，非经验老手，必将为现象所迷惑，而误认为热症。公乃从虚之病源着想，察出"阴随阳越"机理，知其渴当属虚渴，咯血当属虚火迫血，错语当与郑声同类。一进温固，亢阳即获潜镇，阴液亦随之充沛。于是血止神安，其病如失，可作为阳虚出血借鉴。

壶山林氏医学，流传至今，近二百年。其主要学术及治验均有书籍可稽。今特初步整理其事迹如上，足见古人为学之勤且精也。

参考资料（略）

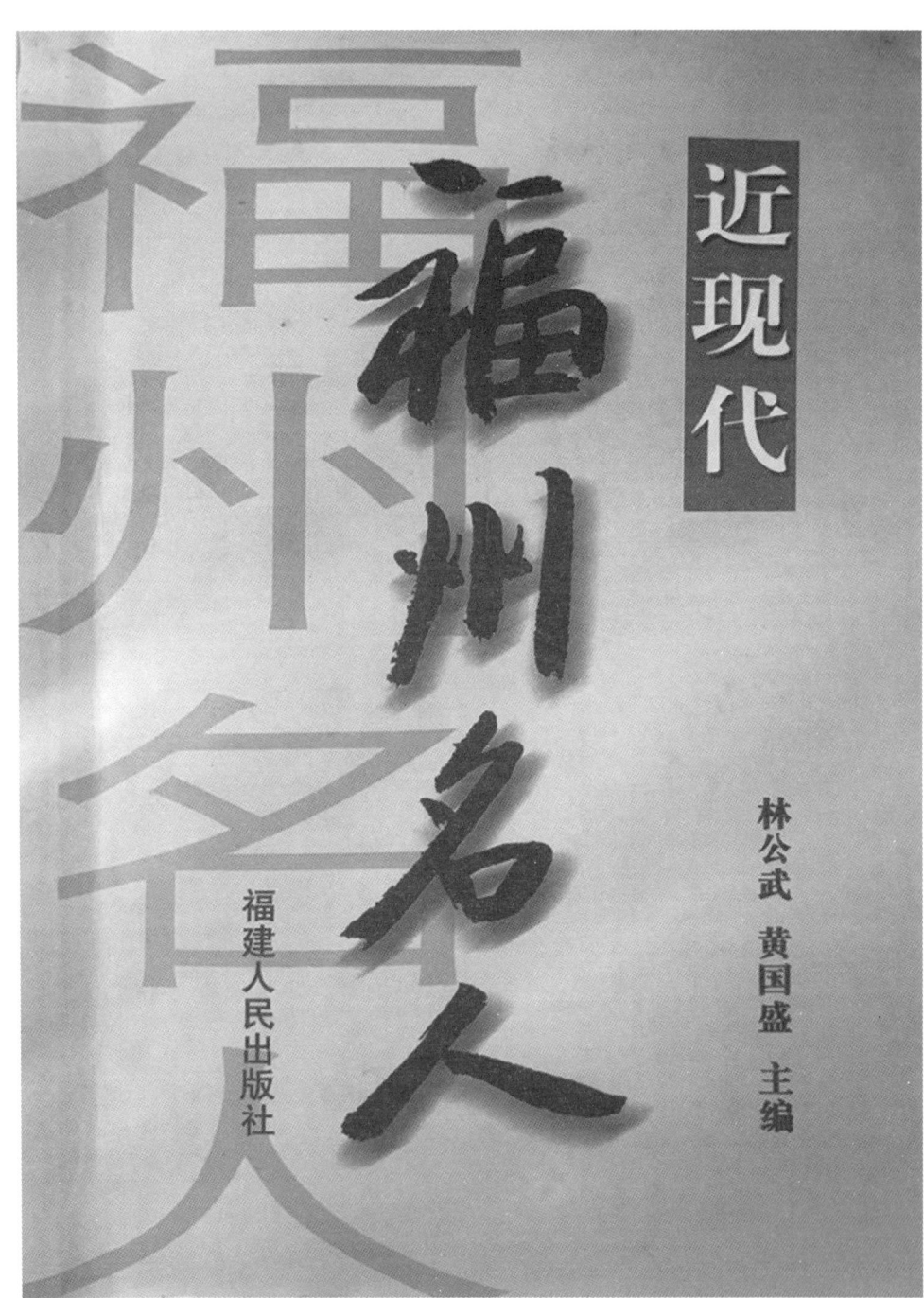

林作建

刘德荣

林作建(1796—1870),字和斋,生于1796年(清嘉庆元年),福州壶山屿头乡人。

林作建出身于中医世家。其祖林世存生于清乾隆年间,先习儒业,后弃儒学医。其父林德盎,精通内科,名噪一时。林作建早承家学,自幼聪敏,弱冠即为人治病,多获良效,早年曾设诊所于南台下渡。他与长乐县名医陈修园关系甚密,时相来往。当时陈氏往返榕城,常在林家下榻。二人相见,每议论医事,取长补短,交流医疗心得。《和斋医案》记载有陈、林二氏会诊福州王墓山郑宁馨病案。林作建行医数十年,一生论著颇多,著有《和斋医案》、《伤寒论眉批补注》、《六经辩证歌括》、《妇人古方歌括》、《诸病坏症歌》、《壶山医统》、《壶山意准》等书,林氏又总结自己的临床心得,并汇集其弟光昌遗著,编成《壶山林氏家传秘方》一书,作为家传临证之指南。

林作建勤奋好学,精通医理,潜心钻研历代名医著作,尤其对张仲景《伤寒论》推崇备至,谓"六经分证是《伤寒论》之核心……娴熟掌握六经辩证要点"是习医之关键,强调于临证扶助阳气旨在平衡机体阴阳。林氏又指出,《伤寒论》的理法方药为临床之规范,医者应领会张仲景学理,掌握辩证论治大法,灵活运用伤寒方药,不要为经方所囿,立法遣药应因人、因地、因时制宜。学仲师之方,通仲师之意,"就可骊珠在握,运用自如,而病亦随手霍然"。

林作建不但把张仲景的《伤寒论》奉为准则,而且对四时温病亦悉心研究,功力甚深。其提出明清温病学说可辅仲景伤寒之未备,宜熔伤寒、温病于一炉,故在临床上对寒、温方药应用自如。如当时闽省常于每年立春之后、白露之前有湿温病流行,患者甚多。林氏曾运用三阶段疗法:初期用通阳化湿汤、中期用清营透热汤、极期用加减服蛮汤,其效验如桴鼓。患者纷至沓来,林氏声誉鹊起,有"林半仙"之誉。

林作建论治内科杂病亦经验丰富,其在《和斋医案》、《壶山林氏家传秘方》等书中,对血淋、积聚、肿胀、脚气、痹证、虚劳、痰郁、吐利等多种疑难疾病的因、症、脉、治均阐述精当,分析入微,治疗颇具特色。

林作建行医数十年,积累丰富的临证治验,他利用诊暇,整理总结的医案医话甚多,但大部分毁于解放前的兵火灾乱。现存的《和斋医案》共113篇,计10万余言,体现其治疗疑难病证的独到经验,具有一定临床参考价值。

林作建卒于1870年。

〔作者系福建中医学院副教授〕

主要参考资料

林作建《六经辩证歌括》。
林作建《伤寒论眉批补注》。
林作建《壶山林氏家传秘方》。
林越汉《清代福州壶山名医——林作建》,《福建中医药》1984年第2期。

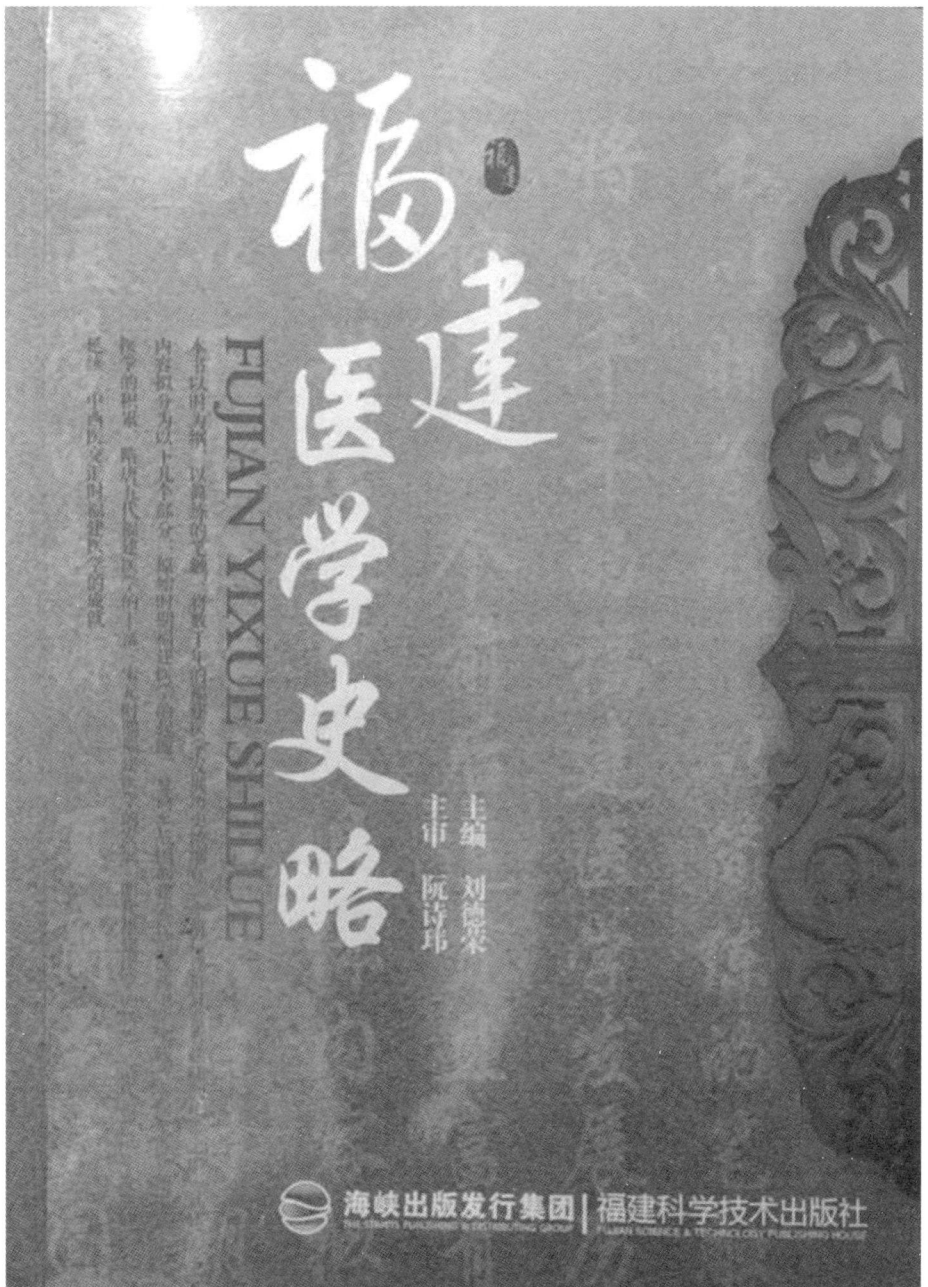

乡僻之地医少良方，而治疗药费之贵，又非贫寒家之所能堪。林作建悯贫民之患，苦心精究，搜拾群书，访求名论，对湿温病独辟蹊径地分为三阶段治疗，初期用通阳化湿汤，中期用清营透热汤，极期用加减服蛮汤，效如桴鼓，患者纷至沓来。林作建声名鹊起，在闽省享有众望，有"林半仙"之雅号。

验案举隅

[例1] 黄妻，30岁，体胖。素患呕血，时红时黑，所服皆清火之剂。上身微热多汗，头晕耳鸣怔忡，粒米不入，脘腹不胀，口渴喜热，每饮半杯，腰腿酸痛，常有带下，便秘，苔润，脉虚大而软。拟中下阳虚阴走之证，取附子理中合旋覆代赭汤兼治微咳之饮，一剂见效，继以归脾汤、寿脾（即景岳寿脾煎）养营，加附而痊愈。

按：大失血，口渴身热，恍如阳症，而血之色，不可不辨。红赭多热，乌紫则为热极，但乌属寒。……故温补之剂，每投辄应，录之以广阳虚阴走之见识焉。《素问·阴阳应象大论》曰："阴在内，阳之守也，阳在外，阴之使也。"本案即《仁斋直指论》中所谓阳虚阴必走也。陈修园认为，血气者，喜温而恶寒，寒则滞而不流，温则消而去之，乃治血之要旨。可见林作建取附子理中、归脾汤健脾养营，加附子，诚对证良方。案中从呕血的颜色辨证，合参脉症，辨出寒热，确为辨证之要诀。

[例2] 卓女，左脉微弦，右寸关时急时缓尺弱欠神，食少便溏，呕吐酸水，头晕腰痛，亥子二时多咳微热等症。辨脉弦主饮，时缓时急乃元气大亏，阳浮则急，敛纳则缓，尺弱欠神，为阳神无主，火用不宜。食少拟胃不受纳；便溏，拟脾不运化；呕吐酸水，拟水邪上凌，中央土弱，失其输化，留积成酸；头晕拟上气不足，经云"上气不足，脑为之不满，耳为之苦鸣，头为之苦倾，目为之眩。""腰痛，拟坎阳失职之候。古人成方惟仲师真武汤，借附子坐镇北方，使水有所主，白术培扶中土，使水有所制，生姜散水于上下，茯苓导水于州都，俾水退土复，咳止呕定食进，有回春之望。林作建认为本案由中土受伤，水邪反侮，坎阳失职所致，借真武汤温肾散寒、健脾利水之功取效，足见他的《伤寒论》造诣之深。

2. 壶山内科名医林作建

林作建（1796—1870），字和斋，福州壶山的头乡人。林作建出生于中医之家，其祖林世存生于清乾隆年间，凡习儒业，后弃儒学医。其父林德龛，精通内科，名噪一时。林作建承家学，自幼聪颖，饱览罗为人治病，多获奇验，早曾设诊所于南台下渡。他与长乐县名医陈修园关系甚密，时相来往，当时陈氏在返楼城，常在林家下榻。二人相见，议论医事，取长补短，交流医疗心得。《和斋医案》记载有陈、林氏会诊福州王孟山知府颦病案。林作建行医数十年，一生论著颇多，著有《和斋医案》、《伤寒尉者补注》、《六经辨证歌括》、《妇人法方歌括》、《诸病快虚歌》、《壶山医就》、《壶山意准》等[1]，林氏总结自己的临床心得，并集其光晶遗著，编成《壶山林氏家传秘方》一书，作为家传临证之指南，其学术成就有：

(1) 论治虚损证经验 林作建精通医理，潜心钻研历代名医著作，尤其推崇仲景《伤寒论》推崇备至，谓："六经分证是《伤寒论》之核心……纲领掌握六经辨证要点"是习医之关键，强调中医扶助阳气为旨在平衡机体阴阳，临证治疗时重温补，主张温补诸虚损证，阳损偏虚的慢性虚损病证，或气血双补。林氏则主张补气在补血之先，养阳在滋阴之上，并以甘温之药健脾补气以益血，温阳补中和朋，力求取效为先。林氏重视补益后天之本，补气以生血，温中和胃。其经验对临床有一定指导意义。

(2) 重视伤寒和温病方药的应用 林作建指出，《伤寒论》的理法方药为临床之规范，医者应领会张仲景学说，掌握辨证论治大法，灵活运用伤寒方药，不要完全照搬，运用自如，而病亦能药到病除。其提出明清温病学说以补仲景伤寒之未备，宜搞伤寒、温病于一炉，故在临床上对寒、温方药应用自如，如当时阿省常于每年立春之际、白露之前有湿温病流行，林作建通过运用三阶段疗法（初期用通阳化湿汤、中期用清营透热汤、极期用加减服蛮汤），救治患者甚众，其效验如桴鼓。

(3) 验证治病颇具特色 林作建临床经验丰富，其在《和斋医案》、《壶山林氏家传秘方》等书中，对血虚、积聚、肿胀、脚气、痹证、虚劳、痿痹、吐衄等多种疑难病症均有精论，方验多多，治疗颇具特色。如林作建治疗胃痛，常用验方"胃苓蔻砂丹参饮"[1]（丹参、砂仁、檀香、瓜蒌、延胡索、黑桅子），该方药平和，寒温兼用，气血并调，善于治疗各种胃痛。林氏后代以此方为主方，广泛应用于消化道疾病的治疗，如胆囊炎、胆石症、胰腺炎、胸脘痛等。又如治疗急性胃肠炎，他常用验方"胃苓痛肉合剂"（泽泻、陈皮、川厚朴、苍术、白术、猪苓、茯苓、木香、黄连、防风、白芍、炙甘草），该方是由平胃散、四苓散、香连丸、痛泻要方等合方组成，具有健运中土、分理肠胃、调和肝脾、理气缓急的作用，在临床上常用于胃肠炎等病的治疗[1]。

林氏临床善用白虎汤，该方药由知母、石膏、甘草、粳米组成。白虎汤原用于阳明经热盛"壮热、大渴、大汗出、脉洪大"的证候。林作建验证灵活运用白虎汤治疗多种疾病，如用白虎汤加二妙散（苍术、黄柏）治疗节风湿（热痹）；白虎汤加二妙散、夏枯草等清肝、凉血药物，治疗固性高血压（二妙散中的苍术、黄柏二药均有降压作用）；白虎汤加桑叶、菊花，该方具有疏风清热上风，治疗头痛有较好疗效。这是林作建灵活应用仲景方的例证。

林作建行医数十年积累了丰富的临证治验，他利用诊暇，整理总结的医案甚活甚多，但大部分毁于解放前的兵火灾厄，现存的《和斋医案》共113篇，计10万余言，体现其治疗疑难病症的独到经验，具有一定的临床参考价值。

3. 妇产科成就和陈修园《女科要旨》

据文献记载，清代福建出现了一批妇产科著作，有长乐陈修园的《女科要旨》，长汀邹成庆的《保产篇》、林达的《胎产万全》等，在清代福建妇产科的成就中，以陈修园的《女科要旨》影响较大。

陈修园的《女科要旨》[2] 是其妇产科临床经验的总结，该书共4卷，卷一为调经、种子两门，论述经病及不孕症的治疗；卷二论胎前门，博引历代医家之论，并结合自己的妇产科的临床经验；卷三论产后门，论治产后诸病；卷四论杂病，外科两门。该书以问答形式，对妇产科等常见病的辨证治疗进行阐述，具有论理明扼、立意精炼的特点，其学术成就有：

(1) 月经不调，治在脾胃 陈氏认为，妇人月经不调，多在气血，但其根本在脾胃，因脾胃是气血生化之源，故经病与脾胃关系密切。他说"风日心生血，肝藏血，冲任督三脉俱为血海，为月信之源，而此皆上制惟脾胃，脾胃和则血自生。"脾胃不和乃是月经不调的主要病机。在治疗上，若属实者，用平胃散加大黄、白药、枳实、桃仁之类，以治经病；"治土气太过经血不调"，为治实证经病的基本方。若属虚者，陈氏则用六君子汤加川芎、当归、柴胡、白芍，或用

---

[1] 孙桂村，肖绍邦.福州近代中医流派经验荟萃[M].福州：福建科学技术出版社，1994：4.

[2] 清·陈念祖.新校注陈修园医书，第二册[M].福州：福建科学技术出版社，2003.

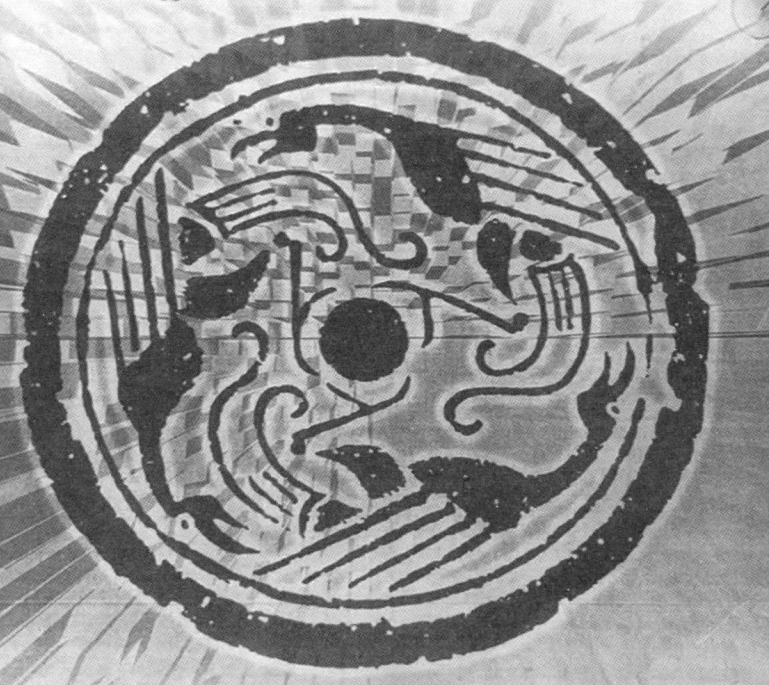

林作建生平及学术见解

林越汉,付惠中
(福建中医药大学附属人民医院,福建 福州 350004)

关键词:林作建;生平;学术见解
中图分类号:R-092.52 文献标志码:A 文章编号:1004-5627(2010)05-0069-02

1 生平要略

林作建(1796—1870),字和斋,福州壶山人,为福建清代名医。林作建出生于三世业医之家,家学渊源深厚。其祖林世存,其父林德盘皆精通内科,名噪一时。林作建幼承庭训,读书颖悟,弱冠即为患者治病,颇有成效。行医数十年,业与年进,辨证准确,方药熨帖,多查奇效,誉满榕城,望驰遐迩。福州壶山林氏中医内科2009年被福建省人民政府公布列为省级非物质文化遗产名录。

林作建与陈修园的关系密切,时相来往。当时陈修园往返榕城,常在林家下榻。二人相见,每议论医事,谈笑风生,相得甚厚,均能他山攻错,取长补短,共收医疗效益。《和斋医案》曾记载二人会诊福州王蕴山、邓宁馨病案。林作建现存的《诸病坏症歌》与陈修园的《医学实在易》,颇有相似之处。

林作建治学严谨,勤求古训,探其堂奥,有有发微。其积数十年学验,著有《和斋医案》、《伤寒论眉批补助》、《六经辨证歌括》、《妇科古方歌括》、《壶山医统》、《壶山医意》等书,并汇集其弟光昌遗著,编写《壶山林氏家传秘方》一书,子孙相传,作为临证指南。所著《六经辨证歌括》言简意赅,既秉仲景之旨,又参以个人治验,足资后学借鉴。所著《伤寒论眉批补注》则是他研究伤寒病的经验荟萃。

林作建临证治验俱丰,《壶山林氏家传秘方》、《和斋医话》是其临床经验的总结。《壶山林氏家传秘方》一书汇集了其创制的新方外,还对心悸、积聚、消渴、寒证、脚气、痔证等27种棘手病的因、症、脉、治进行阐述分析。该书于20世纪50年代由其后裔林英蘅运用现代医学理论加以融会贯通,编辑成书,名为《用新医理解释家传秘方》。

林作建平生撰写医案医话甚多,可惜大部分毁于新中国成立前的兵火灾乱。现存《和斋医案》共113篇10万余言,多属疑难和有参考价值的临床治验品。其中叙述病情清晰,前后投药详备,

尤其能兼收治愈与死亡的病例,不但愈者可作后学楷模,死亡者亦可启后人深思,吸收教训。案中对于四诊八纲条分缕析,理法方药恰如其分,能将古人著作与各家学说深入浅出地呈现于读者眼前,诚为临床医家临证备要之典籍。

2 学术见解

2.1 精研伤寒

林作建治学严谨,数十年如一日,上自仲景下迄元明的医学典籍,均有涉猎。尤其对张仲景的《伤寒论》推崇备至。他说:"六经分证是《伤寒论》之核心,学者应留心研究。探其微奥,娴熟掌握其辨证要点。"他认为:"仲师强调扶阳气之重要,实旨在平衡机体阴阳。""林作建宗法仲景为不二法门,但学古不泥。他针对当时某些医家,泥古守旧,应用经方不敢加减之习气,极力提倡治病应辨证,立方遣药应因人、因时、因地制宜。他深有体会地说:"仲师于桂枝汤之加减二十余种为示范,留他方为后人作隅反。学者若被经方所囿,实不通仲师之意。""同时告诫后人:"学习仲师方,要有善于领会其理法,才可随体在握,运用自如,而病亦随手霍然。"此类可贵的见解,在他著述中俯拾皆是,足见其实践经验之丰富。正是在这种辨证治思想的指导下,林作建虽笃信《伤寒论》,但又学古不泥,自出机杼。"凡一诊一案,辄辗转寻思,既态于行,复志于佚,反复辨证,以求惬洽经旨乃可。"故临证疗效显著,医誉广传。

2.2 擅治温病

林作建虽将仲师《伤寒论》奉为圭臬,但对四时温病亦悉心研究,功力甚深,能融伤寒、温病于一炉。他认为明清温病学说崛起,可辅翼仲景伤寒之未备,二者相得益彰,并存不悖。这种学术观点,在他晚年所著《壶山林氏家传秘方》书中表现的很突出,其时闽省每年在立春之后白露之前,为湿温病流行时期,患者特多。本病不但传染力强,而且病期长,一经感染,往往数十日不能愈,中病之家,因此而破产者,往往有之。当时乡僻之地医少良方,而治疗药费之贵,又非寒蒿家之所能举。林作建悯贫民之患,苦心精究,虚拾群书,访求名宿,对湿温病在踯躅径地分为三阶段治疗,初期用通阳化湿汤,中期用清暑透热汤,极期用加减麋鬻汤,效如桴鼓,患者纷至沓来,林作建声名鹊起,在闽省中享有众望,有"林半仙"之雅号。

验案举隅

[例1] 黄妻,30岁,体肿。素患呕血,时红时黑,所服皆清火之剂。上身微热多汗,头晕耳鸣怔忡,粒米不入,脘腹不胀,口溽舌热,每饮半杯,腰腿酸痛,常有带下,便秘,苔洞,脉虚大面软。拟中下虚阴走之证,取附子理中合旋覆代赭汤兼治微咳之饮,一剂见效,继以归脾汤、寿脾(即景岳寿脾煎)养脾,加附面鱼盘。

按:夫失血,口渴身热,忧如阴虚,而面之色,不可不辨。红赭多热,乌紫频为热极,但乌属寒。……故温补之剂,每投辄应,稽之以广阳虚阴之见识焉,《素问·阴阳应象大论》曰:"阴在内,阳之守也,阳在外,阴之使也。"本案即《仁斋直指方论》

中所谓阳虚阴必走也。陈修园认为,血气者,喜温而恶寒,寒则滞而不流,温则消而去之,乃治血之要旨。可见林作建取附子理中、归脾汤健脾养营,加附子,诚对证良方。案中从呕血的颜色辨证,合参脉症,辨出寒热,颇为辨证之要诀。

[例2] 卓女,左脉微弦,右寸关急时缓尺弱欠神,食少便溏,呕吐酸水,头晕腰痛,亥子二时多咳微热等症。剖脉弦主饮,时缓时急为元气大亏,阳浮厥急,纳纳绸缓,阳明神无主,火用不宜。食少拟胃不受纳;便溏,拟脾不运化;呕吐酸水,拟水邪上凌,中央土弱,失其输化,留积成酸;头晕拟上气不足,经云"上气不足,脑为之不满,耳为之苦鸣,头为之苦倾,目为之眩。"腰痛,拟坎阳失阳之候。古人成方惟仲师真武汤,借附子坐镇北方,使水有所主,白术培扶中土,使水有所制,生姜散水于上下,茯苓导水于州都,俾水速土复,咳止呕定食进,有回春之望。林作建认为本案由中土受伤,水邪反侮,坎阳失职所致,借真武汤温肾散寒、健脾利水之功取效,足见他的《伤寒论》造诣之深。

收稿日期:2010-04-30
作者简介:林越汉(1953—),男,主任医师,主要从事氧化系统疾病的临床研究。

第二节 第六代林葆瑄

一、医事传略

林葆瑄(1897—1980),晚清名医林阙甫的长子,壶山林氏第六代传承人,壶山林氏珍寿堂创建者。祖上皆为大医,在《福建中医药》《闽台医林人物志》《福州世家》《福州名人》等多本著作中有记载。

林葆瑄幼承庭训,17岁被父亲送往福州市马尾区华清药店学习,掌握中药炮制、储存等技术,后创建壶山林氏中医珍寿堂,是福州城内远近闻名的药堂。

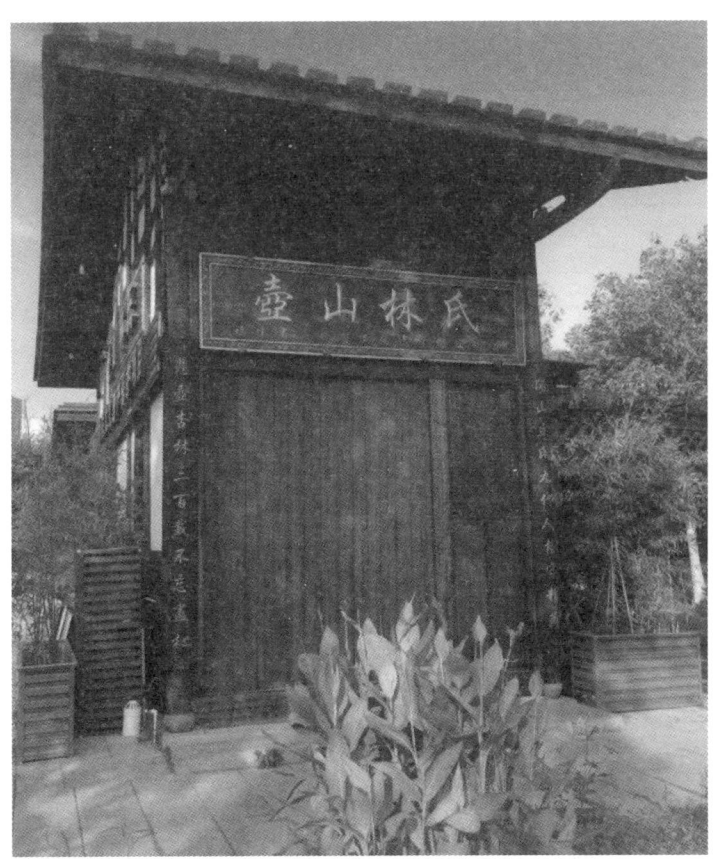

1917年林葆瑄创建壶山林氏中医珍寿堂

二、学术特色

林葆瑄学术渊博，治学严谨，诲人不倦。一生忙于诊疗和中药炮制等，积累了丰富的经验。他认为治湿病应以"治病求本，审因论治"为原则。湿病表现为舌体多肿胀，舌苔必厚腻。寒湿者舌质淡暗，湿蕴日久化热者，舌尖边红，舌苔必黄。他悉心揣摩湿热证，深入研习医术。例如治疗湿温病缠绵不解，临证首先注重辨舌相，观察舌质与舌苔的白花红润，辨别湿、热的轻与重；其次观察脉象的濡与数，了解湿热互结的状况；此外辨皮肤的白色疱疹，知道湿热邪气轻重；最后辨体表汗出，观察出汗部位，推断湿热病势的发展过程。他根据临床经验将湿温病分为三阶段，治疗原则为宣通阳气、清热化湿，因人因地因时而辨证治疗，从而体现林葆瑄师古不离、敢于创新的风格。守法而贵灵活，临证独具特色。

林葆瑄从事中医药事业几十年，应诊之暇，博览群书，技业日精，声誉渐起，成为既懂医又懂药的一方名医。他常应用张仲景的经方出奇制胜，治愈许多疑难杂症，并留下了许多验案。重视机体升降出入是他治病的最大特点，不论外感内伤、急性或慢性疾病，大便通畅至关重要，大便不通甚至会加速病情的发展。林葆瑄认为人体新陈代谢、出入一定要正常，二便一定要通畅，否则会引起各种疾病，所以他在治疗每一个患者时首先重视患者大便是否通畅。临床经常使用大黄治疗，他深有体会地说："大黄味苦性寒，不仅有清热泻火、通便的功效，还有凉血止血、活血化瘀的效果，其泄下作用较强，能荡涤肠胃，推陈致新，有'斩关夺门'之力，故被人誉为'将军'。"大黄临床用于高血压、阑尾炎、肥胖症、疔疮、中风后遗症等。他还研制出"三叶通便冲剂"，临床用于治疗长期便秘的患者，每天开水冲 1 包饮用，效果尚佳且服用方便，深受患者喜欢，被誉为"大黄医生"。该方由第八代传承人林越汉申报并列入"福建中医药重点科研课题"，经临床验证效果确实很好，至今还在临床应用。他治疗脾胃疾病也有独到之处，现举胃痛案例，可窥一斑。他把胃痛分为 3 个阶段，认为胃病治疗着眼于一个"通"字，不通则痛，通则不痛。例如气滞胃痛者，理气使之通；血瘀胃痛者，活血使之通；阳虚胃痛者，温阳使之通；阴虚胃痛者，滋阴使之通；实热者，清热祛湿使之通；便秘胃痛者，通便使之通。

遇到疫情或灾情，林葆瑄会意识到可能会有传染病流行，并根据多年临床经验，配制相应的防疫茶，每天煮好茶水，放在珍寿堂门口免费给路过的老百姓品尝，体现了他医者仁心和高尚的医德，至今后代仍向他学习。

三、医话医案

（一）舌苔点滴

凡风寒在表，舌多无苔，即有之，亦薄白而滑。及其逐渐传里，方由白而黄，而燥，而黑。温热证，于开始头痛发热，舌上虽亦白苔，但厚腻不滑，或兼淡黄，或粗如积粉，质多深红。至传入阳明经，则见黄白黑等二三色夹杂，或白苔而燥。又有舌苔至黑而不燥者，则因挟湿之故。大抵温热挟湿在胃之湿温证，其病发热汗出，身痛，胸部苦闷，口渴或不渴，舌苔亦白腻不燥，颇类风寒。倘其病尚未涉表，只可芳香化秽，辛凉泄热，不可辛温发散耗液。入里便溏，舌黄白相间，当以苦温微寒，化湿清热。便秘，舌苔黄浊而燥，则宜以三仁汤清泄导下，斯得之矣。又舌苔淡白少红，自属虚寒，但热病初起，素体营气不足之人，每亦多见此舌，所不同者，细检之，其中必稍带黏腻，除透解清泄之外，宜步步兼顾营气。如见舌苔白干，舌质不红，此乃热病液虚、津气不足之征，究其液亏原因，须辨明其邪热深浅情况，或肺气不降，水津不布，或脾虚失运，阳不布津，用药宜步步留神其阴阳二气转折所归。应知舌绛属热，光绛中干如刺，为营血热甚，唯舌光绛如镜面无津，此系肝肾液虚。如淡红浅绛或微润，则为肝肾营血不足。尚有一种，素来其人气阴两虚，尤其冶铁高温操作工人，长期见舌红绛生裂，或偶感外湿风寒，绛舌一时难于上苔，但细检之，其红绛中却多津不干，口不渴，此时可根据外感情况，予以分别处理，不能一味滋腻凉遏，使病情急转直下。临床上亦可遇到舌绛，多津不渴，见于阳虚之人，如审其确无外邪存在，无胸脘窒闷之苦者，每以十全大补汤治之，未见任何不良反应，获效良好。另有古人经验，胎死腹中，舌色必青，然在临床观察，胎心已停两月以上，未见舌苔变异者有之，此乃胞衣外裹，瘀毒尚未扩散于母体也。然确有见过死胎已陨,舌仍滑青色暗者,此系有瘀毒蓄积于内,此时虽仍出血,未可即行阻拦,宜以祛瘀解毒、活血生新,如生化汤加红花、蒲黄、蒲公英等较妥。以上均属舌诊点滴,然非配合四诊、八纲、内外观察,难期全面。故审证求因,据理推断,融会贯通,灵活应变,实为医者之至关紧要也。

气为血之帅,血为气之母,气血必相辅而相成。

脉者血之府,血行脉乃搏,此血脉常相提而并论。何谓气,上焦开发,宣五谷味,熏肤充身泽毛,若雾露之溉,是谓气。何谓血?中焦受气取汁,变化而赤,是谓血。何谓脉?夫脉者,气血之先也,壅遏营气,令无所避,是谓脉。《灵枢》云:"胃者,五脏六腑之海也,水谷皆入于胃,六腑皆禀气于胃。"《素问》云:"人以水谷为本,故人绝水谷则死,脉无胃气亦死。"知此,则营气血脉,何一不关胃气之重要?此脉贵有神,脉以胃气为本之理论根据也。所谓营气血脉,原属整体产物,而其关系亦相当密切,故于临床上,凡见患者脉有入无出,有表无里,豁大而空,浮濡而散,此皆胃气垂危,营气枯竭之极,其势岌岌危矣。

药物性味有辛甘苦酸咸之分,药性有温热寒凉之别,必须审详。临床必须顺应四时之气,春宜辛温,夏宜辛热,长夏宜甘苦辛温,秋宜酸苦,冬宜苦寒。凡味属辛甘,性属温热的药物性多升浮;味属苦酸咸,性属寒凉的药物,性多沉降。

临床治病所采用药物性味要与疾病的属性相反,如寒者热之,热者寒之等治法。虚者补之,实者泻之。医家素谙,人体邪气盛则实,精气夺则虚。但要注意,个别患者,病本极虚,反而出现类似实证的假象,有的患者病本大实,反而出现类似虚证的假象。

(二)抑郁医案

陈某,女,49岁,1976年初诊。患者自述近几个月来月经周期紊乱,同时出现咽部不适,时有咳嗽,痰黄黏,夜寐不宁,大便干结,平时不爱讲话,食欲下降,时有发热汗出,舌质红,苔厚浊,脉弦滑。

中医诊断为抑郁(肝经郁热证)。西医诊断为围绝经期综合征。

治法:清热解郁,涤痰开窍。

处方：涤痰汤加减。

瓜蒌 15g，黄芩 6g，胆南星 6g，法半夏 6g，苦杏仁 5g，桔梗 5g，桑白皮 15g，川贝母 6g，郁金 8g，合欢皮 15g，夜交藤 15g，大黄 6g。7 剂，每天 1 剂。取清水适量，浸泡 10min，文火煎后分 2 次服下。

二诊：患者服药 1 周后咳嗽明显减轻，咳痰减少，大便通畅、量增多，夜得安寐，心情豁达，守上方再服 2 周，诸症好转。

按 抑郁症是当今社会常见的一种心理疾病，以较长时间的心情低落为主要的临床特征。该患者年龄处在围绝经期阶段，又逢痰湿内阻，热结痰滞，上犯心包，出现上述诸症，治宜清热化痰，从痰着手，诸症好转，从而佐证古人所言"百病多因痰作祟"，确有道理之处。

（三）黄疸医案

郑某，男，35 岁，1970 年 8 月 3 日初诊。全身皮肤黄疸，眼睛巩膜发黄，小便短赤，怕油厌食 1 周来求诊。症见形体肥胖，舌质红，苔厚浊，脉弦数。

中医诊断为黄疸（湿热内蕴证）。西医诊断为急性甲型病毒性肝炎。

治法：疏肝清热，利湿退黄。

处方：柴胡疏肝散加减。

北柴胡 6g，黄芩 6g，枳壳 4g，川楝子 10g，栀子 6g，茵陈 15g，泽泻 15g，猪苓 15g，郁金 10g，白英 15g，大黄 8g，天花粉 15g。7 剂，每天 1 剂。取清水适量，浸泡 10min，文火煎后分 2 次服下。

二诊：服药 1 周后，患者黄疸明显好转，大便通畅，守上方，大黄减至 5g，前后调整 1 个多月，诸症好转。

按 黄疸是由于肝胆疏泄失常，胆液不循常道外溢肌肤所致，故见"三黄"症状，中医学将黄疸分为"阳黄""阴黄"两大类。临床常遇到黄疸患者，医生取疏肝清热、祛湿解毒的中药治疗，效果也不错，但疗程较长。林葆瑄加大黄一味旨在使黄疸与湿热之毒从大小便排出，大黄既能清热又能利湿，加快了退黄的时间，缩短了病程。特别是遇到急性重型肝炎，患者生命岌岌可危，重用大黄，引火热下行效果更好。观全方配伍严谨，量大力峻，故收效迅速，对后学颇有启迪。

（四）妊娠痢疾医案

李某，女，26 岁，1971 年 3 月 1 日初诊。患者妊娠 3 个月出现痢下赤白脓血，大便里急后重，肛门灼热，已历 1 周来求诊。症见舌质红，苔黄燥，脉弦小，大便每日 10 余次，少腹疼痛。

中医诊断为痢疾（湿热证）。西医诊断为急性肠炎。

治法：清热燥湿，调气和血。

处方：芍药汤加大黄。

白芍 15g，黄芩 6g，黄连 6g，木香 6g，当归 9g，大黄 6g，肉桂 3g，槟榔 8g，白头翁 10g，败酱草 10g。3 剂，每天 1 剂。取清水适量，浸泡 10min，文火煎后分 2 次服下。

按 芍药汤出自《素问》，其具有清热燥湿、调气和血的功效。临床常用于治疗湿热痢疾。妇女怀孕 3 个月见下痢症状，多由湿热滞肠、气血失调所致，治疗十分棘手，如果采用泄热治痢的通因通用之法，有堕胎可能，如果采用保守治法疗效欠佳，病程肯定拖延较长。林葆瑄学术渊博，经验丰富，有胆有识，在芍药汤的基础上果断加大黄 6g 以祛湿清热，效如桴鼓，给予后学者深刻的启迪。

（五）呃逆医案

郑某，男，45 岁，1972 年 5 月 2 日初诊。患者不自主呃逆，已历 3 天，且呃声洪亮，经中西医治疗，效果不显，舌质红，苔薄少，脉弦数。

中医诊断为呃逆（肝气郁结证）。西医诊断为膈肌痉挛。

治法：疏肝解郁，理气止呃。

处方：旋覆代赭汤加减。

旋覆花 6g（布包），代赭石 30g（先煎），煮半夏 6g，大黄 8g，陈皮 5g，川楝子 10g，竹茹 10g，郁金 8g，栀子 6g，党参 15g，白术 10g。5 剂，每天 1 剂。取清水适量浸泡 10min，文火煎后分 2 次服下。

按 呃逆是指气从胃中上逆，喉间频频作声，且声音短促，多责之肝气郁结，肝不疏泄，横逆犯胃，胃气不能下行，导致上逆。本方取旋覆代赭汤加大黄治疗，用大黄的目的不是通便，而是导气下行，湿热去，气机升降出入正常，呃逆自止。

（六）妊娠便秘医案

陈某，女，30岁，1972年10月6日初诊。患者妊娠3个月。初见大便秘结，已有几年时间都是靠服用药物才能通羊屎状大便，现大便已5天未通，舌质白，苔黄燥，口干口苦，脉滑数。

中医诊断为便秘（湿热证）。西医诊断为便秘。

处方：麻仁丸加减。

火麻仁15g，瓜蒌子15g，柏子仁15g，沙参15g，麦冬15g，玄参15g，大黄9g，枳壳5g，郁李仁15g。3剂，每天1剂。取清水浸泡10min，文火煎后分2次服下。

二诊：患者服药3天后，羊屎状大便通下量多。守上方，大黄减至6g，隔天1剂。

按 患者妊娠3个月，胎火旺盛，大便数日未通，口干口苦，舌苔黄燥，脉象发数，系一派湿热内阻之征。林葆瑄采用清热泻火加通便之大黄，腑行便通则胎安，两全其美。怀孕便秘，自古难治，不虑便难通，而畏胎易下坠，林葆瑄认为妇女安胎的中药繁多，常用黄芩、白术、川芎、当归等，殊不知清热通便之大黄也为安胎圣药。临证应找出其不安之根源而辨证施治，有是症用是药，但中病即止不可过也。

四、媒体报道

慈怀济世的珍寿中医药堂

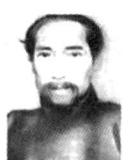
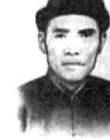
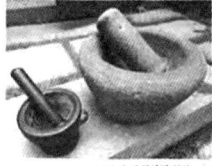
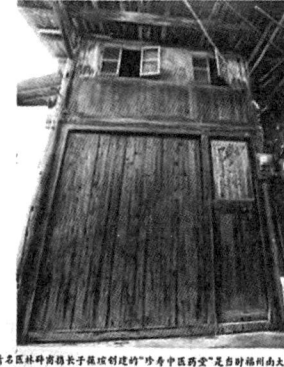

位于福州仓山区壶山镇后坂村的洋中厝，是壶山林氏中医祖居地。它见证了祖国医学源远流长，承载着壶山林氏中医治愈无数疑难病患的历史文化，是百姓心中的"健康驿站"。2009 年福州壶山林氏中医内科，获福建省非物质文化遗产保护项目，与这个中医世家祖关的故事更为越来越多人了解。

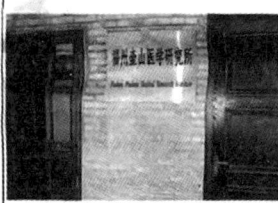
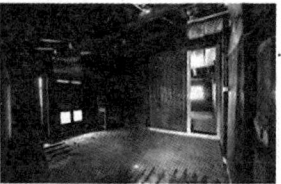
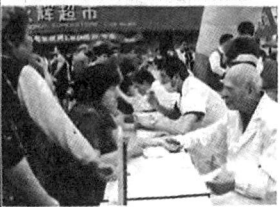

第三节 第六代林英藩

一、医事传略

林英藩（1901—1974），字见楼，人称"森元英"，或尊称"英英师"。光绪二十七年（1901）生于后坂乡中医世家，幼承庭训，6岁起即在父亲严督下学习经史，13岁从父学医，19岁开始独自行医。

1951年，林英藩加入福州市卫生协会，1953年，加入福州市中医学会，1956年他从后坂乡到仓山区行医，与郑孙谋医师等在仓山下渡共建福州市第一联合医院（1958年改名为仓山区中心医院，即现鹤龄医院前身），在中医政策感召下，他打破"林家饭碗不可外传"的祖训家规，将祖传医籍贡献给福建省卫生部门，1958年福建省卫生厅（现福建省卫生健康委员会）特发奖状给予鼓励，后来林英藩又将家传单验方与《和斋医案》公诸于世。他撰写的医学论著主要有《新医理论解释家传秘方》《谈"伤寒"心得与"六经本义"》《见楼医话集》《肝炎的中医辨治》《高血压病中医辨治》等。1974年，林英藩先生病逝，享年73岁。

二、学术特色

林英藩精于内科杂病，也擅长妇科、儿科疾病，对肺、胃、肝、肾之疑难病症，他认为"邪之所凑，其气必虚"，重视扶正祛邪，认为调和脏腑阴阳气血是内科杂病诊疗的主要手段，其学术思想简要介绍如下。

（一）学古不泥，敢于创新

林英藩弱冠即博涉医学，几十年如一日，精勤不倦，博览群书，他常谓："读古人之书，应参悟其旨，斟酌损益以求合乎今人所宜。"因此他既能博采众方，又不为一家所囿，临床理法方药自成体系，独树一帜。譬如，福建地处亚热带，山峦重叠，东南濒海，每在白露之后，冬至之前，瘴疟流行，林英藩总结经验，独辟蹊径地将复杂的瘴疟执简驭繁地分为3个阶段治疗，轻症用加减和解散治疗，重症用新方既济汤治疗，极重症用沉附二陈汤治疗。临床上用此三方酌量症情轻重，以增减治之，获愈者不计其数。

泄泻一症，是临床常见病、多发病之一，一年四季皆有，夏、秋二季居多。其特征是排便次数增多，粪便清稀，甚至如水样。林英藩赞同《黄帝内经》与《景岳全书》所说的"泄泻之本，无不由脾胃……若饮食失节，起居不时，以致脾胃受伤，则水反为湿，谷反为滞，精华之气，不能输化，乃致合污下降而泻痢作矣"的论断。他认为脾虚湿胜是导致泄泻的重要病机，治宜调理中焦，佐以分理清浊，调和木土。因此，他撷取各家之长，自创"胃苓痛泻合剂"，本方系取先哲治疗胃肠疾患的多种良方混合而成，一方之中有平胃散、四苓散、六一散、痛泻要方、香连丸等5种，此5种方虽各有独特的疗效，然而每一种方药品种无多，若应付冷热混淆，阴阳疑似，病起仓促之急性泄泻疾患，未免捉襟见肘，有顾此失彼之嫌，唯制成合剂，则力量大，疗效速，尤其药性平和，且价格低廉。

以上二例，可以窥见林英藩学古不泥、敢于创新的治学精神。

（二）治病遣药，妙手随机

林英藩行医将近60年，治愈患者无数。他临证胆大心细，诊断准确，方药熨帖，屡起沉疴，成为群众所信仰的医生，绝非偶然，而是经过长期的刻苦学习和丰富的临床实践。正如他所说："若要功夫深，铁杵磨成针，学习任何一门技术，都要下苦功，功夫深了，自然水到渠成。"

他临证望闻问切，总是不厌其烦，立案遣方，丝丝入扣，谨守病机，对急性病有胆有识，对慢性病有方有守。1958年，福州市郊区郭宅乡陈某，男，25岁，因钢水溅身，大面积烧伤，被送到福州市第二医院抢救，患者数天仍神志不清，无法张口，濒临死亡。当时省市领导十分重视，紧急召集多名专家会诊，林英藩也应邀会诊，他经四诊八纲辨证后，即诊断为邪热入营，内陷心包，闭阻清窍，用服蛮煎加减煎汤送服紫雪丹。仅服1剂，患者苏醒复言。其他类似的案例不胜枚举，就不一一介绍。

对于慢性病的治疗，林英藩认为"应有方有法有守，不能随患者的诉说而转变"，首先要从错综复杂的病证中抓住主要矛盾。例如患者郑某，男，35岁，福州城门人。1962年3月因患湿温病前来求诊，症见全身无力，倦怠不适，胸脘闷胀，舌苔厚腻，脉象滑数。林英藩用家传通阳化湿汤治疗，数剂后，症状如旧，舌苔还是厚腻，患者有些急躁，一直言身体不好，营养不够，能否进补药，连林英藩带教的实习生也请示他是否用通下祛湿剂，尽快排除湿热。林英藩耐心地解释说："临床治病重在识证，谨守病机。此例患者是由湿热病邪引起的外感热病，亦称湿温病，因湿为阴邪，其性重浊腻滞，湿与热合，蕴蒸不化，胶着难解，故此病有发热较慢、传变较慢、病势缠绵的特点，若进黏腻之补药，则加重湿邪；若欲求快下，不仅苦寒药伤胃，而且下能引起湿邪入里，则挟热作痢等变症蜂起。治疗之法，唯有排除肺胃之废物，发散肌表之体温，待肺胃清肃，阳气宣通，则湿邪自解矣。"因此，仍用通阳化湿汤以轻清宣表，通阳郁而化湿热，逐邪秽而清肺胃，服药10多剂而痊愈，实习生从中得到启发，受益匪浅。

（三）用古释今，不断提高

祖国医学历史悠久，医书典籍浩如烟海，但要整理和发掘这些宝贵遗产，做到古为今用，不断提高中医水平，不仅需要每个医务工作者努力研究，还要打破狭隘思想的束缚，联合医界同仁，共同探讨，彼此取长补短，互相学习，不断提高。林英藩针对当时有的医家吝惜特长之单方妙剂，秘不示人，以致失传的不良习气，极力提倡同道要贡献单验方，互相交流经验。他说："公开研究，此西学之所以日兴；固步自封，此汉学之所以日亡，新陈代谢是宇宙的根本规律，凡物陈旧不变，则腐败随之，古人从户枢流水，悟到养生医道，亦犹是焉。"因此，他不仅将家传单验方、医话医案以及《和斋医案》，慷慨地贡献给省市卫生部门，请求公开探讨，还不遗余力地著书立说，撰写医学论文。他鉴于我国古代医书虽多，然求其能讲通中西，阐发新医理适应当代之医习水平，尚欠不足的状况，极力提倡中医不能墨守成规，囿于一隅，必须用现代科学知识和方法，加以整理研究中医学。他在 20 世纪 50 年代初就开始着手撰写《用新医理解释家传秘方》一书。此书针对 27 种疑难疾病运用现代医药理论加以分析，言中肯綮，有启后学。例如消渴病，其临床表现与现代糖尿病极为相似，中医学认为本病多见于肥胖者，原因是长期恣食肥甘、醇酒厚味，致使脾胃运化失职，积热内蕴，化燥伤津，发为消渴。林英藩认为，中医学对该病的病因病机解释，在当时历史条件下是难能可贵的，但在科学昌明的今天，尚有不够完善之处。他运用现代生理学、病理学理论为武器，分析指出，胰腺是人体内重要的消化器官之一，分泌的胰岛素对机体调节血糖浓度起着重要的作用，肥胖者由于长期饮食不节或过食肥甘，体内糖的氧化分解或糖原合成的过程亢进，需要大量的胰岛素参与，从而引起胰岛素分泌相对不足，致使胰岛 β 细胞负担过重，日久功能衰退而发为本病。此病除药物治疗外，还应节制饮食，忌食肥甘，目的亦是减轻胰岛 β 细胞的负担，有利于其功能恢复和控制病情。同样，他对于中风、眩晕、癌症等疾病的阐述，也是通俗易懂，深入浅出，而且顺理成章，别具一格。

林英藩能于 20 世纪 50 年代初就引用现代医学知识来解释中医学上的疑难杂症，这种用今释古、不断提高的治学精神，在实现中医现代化的今天，仍不乏启人之处。

三、医话医案

（一）家传伤寒六经见症歌

太阳头疼项脊强，体肢绳束痛腰乡。
阴阳俱紧逆而呕，先见恶寒后热常。
无汗由寒凝郁喘，祛邪开腠任麻黄。
细微妄汗阳虚体，汗漏恶风急固阳。
尺涩津亏亡血辈，淋疮新产汗尤伤。
卫中风邪热自汗，桂枝浮缓胜琼浆。
鼻鸣干呕由风壅，体不痛疼症愈彰。

啬啬恶寒翕发热，恶风淅淅解肌方。
头项强疼浮脉息，恶寒四症太提纲。
寒邪传里热生痞，风陷结胸大小殃。
一候身疼不汗出，郁阳烦躁表添凉。
青龙大剂宜详慎，无少阴形始可尝。
设脉弱微身自汗，恶风欲寐下咽亡。
抵当桃仁行血室，五苓治水导膀胱。
阳明经症若何占，目痛鼻干不得眠。
身热脉长细审详，唇焦漱水不欲咽。
葛根汤用麻连桂，无汗恶寒头痛兼。
太罢不眠烦渴燥，心烦有汗热相煎。
少兼来往寒热呕，胸胁满疼聋苦眩。
桂葛柴胡和白虎，疗经迥异里通便。
少阳口苦咽干眩，胸满耳聋胁痛连。
寒热往来头盗汗，苔滑呕吐脉来弦。
心烦喜呕口干黏，痞硬多生胸胁边。
消谷由风目赤色，无闻两耳满烦缠。
自异寒因弦细脉，头疼发热别风篇。
太阴阴化缓迟沉，腹满时疼吐食频。
阳化嗌干大实痛，暴烦下利疸黄深。
少阴细数邪伤津，昏浊眠烦息不清。
心下结疼咽肿痛，大便清水色纯清。
舌干口燥尿红赤，水竭目昏视不明。
承气猪苓分燥湿，桃花便血白头灵。
心烦难寐咽干痛，鸡子猪肤甘桔寻。
阳厥芍柴同实草，气机宣畅不传经。
阴邪微细沉欲寐，清谷躁烦病转深。

骨节痛疼寒在背，咽疼不肿息微轻。
无阳温下尿清白，不比传邪为内淫。
阳格真寒中喜热，休将烦渴误从清。
厥阴消渴气撞心，心中疼热火气升。
饥不欲食即呕吐，因食动蛔水热深。
咽疼中烂喉中痹，火盛痈脓便血临。
舌捲囊缩烦又满，满生少腹辨须明。
胃阳虚冷成蛔厥，蛔上时烦下即停。
脏厥脉微肤并冷，阳虚阴盛躁无宁。
除中索饼能生热，胃气犹存或幸生。
阳明腑病潮热沾，胃未实兮便未闭。
且将白虎试先煎，若还要用三承气。
须看痞满燥实坚，更有麻仁蜜胆导。
本经脉大不浮弦，绕脐硬痛发烦躁。
郁冒难眠喘着鞭，睛不和各不了了。
朦胧眸子不轻圆，一说浮长经应表。
果然实在许攻便，宿食热结正阳研。
心不硬痛利清水，口干咽燥烁先天。
初欲食反不能食，下利滑实数诘缠。
太阳腑病不升津，水蓄州都口渴频。
化气解肌兼主表，脉浮自汗五苓灵。
若还脉紧身无汗，咳呕青龙取小尠。
不渴表邪兼利水，茯苓甘草恰相称。
直中三阴脉必沉，细微无力现阴形。
腹中冷痛兼囊缩，欲寐之时倦卧身。
上嗳清涎下利谷，四肢厥逆冷如冰。
吐蛔舌黑中还润，身痛犹如被仗侵。

林葆瑄注：已经汗下者，为夺血致燥之阳明，以滋燥为主；未经汗下者，为热盛致燥之阳明，以攻热为主，故有燥实燥不实之辨，而下法有应大应小之宜。阳明可下之症，其纲有三：有太阳之邪，剩胃燥热，传入阳明，谓之太阳阳明，不更衣无所苦，名脾约者是也。一说用麻仁丸，一说用小承气。有太阳之邪，乘胃宿食，与燥热结，谓之正阳阳明，不大便内实满痛，名胃家实者是也。一说用大承气，一说用三承气。有太阳之邪已到少阳，法当和解，而反发汗利小便，伤其津液，少阳之邪，复承胃燥，转属阳明，大便涩而难出，大便难者是也。一说用麻仁丸，一说用调胃承气。

（二）家传伤寒六经辨真歌括

太阳寒水是其经，治水疗寒慎用清。
发散表邪观尺里，飞阳尤殆劫伤津。
阳明义取火明明，六气之中号燥金。
散漫腑邪宜白虎，胃家实病下存津。
客寒姜暖勿须附，胃脘阳虚迥少阴。
少阳譬似日初升，半是阳兮半是阴。
但看小柴无用附，便知相火属其经。
少阴君火似宜清，太阳湿土属中央。
阳化传邪清胃火，脏邪行胃腑之阳。
厥阴风木附雷光，体用之中要审详。
阴本热标多火候，祇因相火寄斯乡。
经虽伤冷休需附，活络通经免郁伤。
纵有阳邪原忌下，阴阳胜复要知方。

（三）浅论虚烦

虚烦有外感内伤之别，内伤属脏虚，多见于久病血虚火浮，津液不继，阴血不足，君相二火，不安其位而为烦，可见虚烦肌瘦、头晕不眠、怔忡盗汗、纳食减少、脉弦细小，当养其心血、交其心肾以定烦，常用归脾汤、酸枣仁汤等。倘属肾虚，气不敛阳，虚阳上越而为烦，可见脉浮唇绀、烦冤气喘、舌白畏寒、腰疼胫酸、脉微不鼓，当补其肾气、安其元神以定烦，常用右归饮、大补元煎、桂附八味丸等。倘居七情感触，忧思过虑，致使肝胆炽张而为烦，可见头晕耳鸣、惊悸不眠、梦多寐少、虚烦不安，当柔木滋肝、养阴降火以定烦，常用加味温胆汤、鸡子黄连汤、朱砂安神丸等。至于外感，邪郁不解，致使邪火上干于胸上，痰热阻膈，时时欲吐，懊恼不安而为烦，当以苦辛宣泄、祛痰涤饮以定烦，常用栀子豉汤、半夏汤等。倘属热病，余火不清，肺胃有热而为烦，可见舌红口渴、不得眠、脉虚大、大便不通，当养阴清火、补虚生津以定烦，常用竹叶石膏汤。细品上述虚烦二字措辞，颇耐人寻思，须知虚烦乃脏虚而烦，其病多属内伤。唯各书皆以栀子豉汤列入虚烦门，岂不有悖？乃栀子豉汤系治无形热郁胸上之虚烦，此处之虚烦，原相对于大承气汤有形热结之实烦而言，并非真虚也。临证当纠辨之。

（四）浅论郁冒

郁冒虽属病名，但亦证之一种表现。求其义，乃郁结气不舒，昏冒神不清之意。多见于产后血虚瘀阻。其他风痰邪热蒙闭心胸之间，亦见此象，为痉厥之先兆。《金匮要略》主以小柴胡汤，此乃热邪之郁冒，倘夹有风痰者，必须加天竺黄、半夏、川贝母、钩藤、竹茹等以祛风化痰。唯产后血虚，汗出，心烦气少，昏晕不知人，脉细小之郁冒，必须以大剂补血，如圣愈汤、十全大补汤、清魂散等酌加息风安神之品。产后血瘀冲逆，心神蒙蔽，突然腹痛，口噤握拳，昏不知人者，则急须以铁器烧红，放在茶壶中，醋沃之以熏口鼻，促其清醒。或以韭菜一握代替铁器亦可。方主以加味生化汤、黑神散、失笑散加丹参、苏木、红花、童便、酒等煎服有效。以上皆有关郁冒之大略，可作临床之参考也。

（五）瘴病治验

瘴疟古曰瘴气病，为亚热带地区常见的疾患。我国福建、广东、贵州、广西等地区患者特别多。正如《诸病源候论》所说，瘴疟是感受瘴毒引起的，多发生于岭南山瘴之地。本症多发生于秋、冬二季，入春气候渐暖则发病少。林英藩行医数十年，平日所遇瘴病患者至多，于是苦心研究，将瘴病依据不同症状分为轻、重、极重3种类型，并摊拾群书，以"加减和解散""新方既济汤""沉附二陈汤"加减治疗。

（1）加减和解散适用于瘴疟轻症，表现为寒热或先热后寒或寒少热多，或先寒后热，寒时无汗，热时有汗，或头痛烦躁，四肢腰背酸疼，或兼有胸膈痞满呕逆，食欲减少，气逆痰多，脉搏热时洪大急数，有力而长，寒时则脉细小迟弱或迟细沉伏等。方药：藁本5g，桔梗5g，苍术5g，甘草3g，淡竹叶10g，麦冬9g，生姜2g，半夏5g，肉桂1g（冲服），嘉禾散10g。功效：和胃解热。方解：此时，身体抵抗力尚强，营液未涸，倘不及时助其阳气，调其脾胃，除其痰湿，解其邪热，则邪气久羁，津液日耗，变症百出。以苍术、藁本、甘草之轻清温散，驱在表之瘴邪，则寒热头痛之症愈矣；以茯苓、半夏、肉桂、嘉禾散之辛温，暖阳气兼除脾胃之痰湿，腰脊疼痛、呕吐、胸膈痞满之症也可消除。然而瘴病发作，究因体温升发太过，况一经大热，营液不无有亏，若徒用刚燥伤阴之品，难免益增其浮焰，故本方又佐以麦冬、淡竹叶之甘寒轻清，有增液止渴、除烦退热之功效，且麦冬、淡竹叶得茯苓、半夏、肉桂、嘉禾散之助，更能解瘴邪而除寒热。瘴邪解，寒热除，痰湿去，脾胃安，表里上下宣畅，瘴邪能在何处安身呢？本方不特为瘴病初起者可用，即使较重之热瘴，当其冷热未分、阴阳疑似之际，以此试之，也可显效。

（2）新方既济汤适用于瘴疟重症，表现为恶寒大热，头痛烦渴，腰脊酸痛，脉大，面红，目赤，或见舌黑，谵语狂乱，唇焦，鼻衄等。方药：茯苓10g，煮半夏6g，淡竹叶10g，炮附子6g，麦冬6g，谷神散6g，胆南星4g，甘草3g，肉桂1g（分冲），生姜3g。功效：发汗退热，既济水火。方解：此时大热虽盛，而阴症已俱，所以阳浮于外，湿阻于中，寒伏于下，因而须用胆南星、淡竹叶、麦冬、甘草清上炎之火，而救其液；谷神散、半夏、茯苓、生姜运中焦之湿，以化其痰；然而此等平淡之味，虽有清上调中之力，究无回阳固下之能，故方中必加肉桂、附子辛甘大热以招外趋之浮阳，使复归于窟宅，则下元温暖，浮火归根，表里三焦所病之生理尽复。盖常闻既济汤之义，《易经》曰：火在上，水在下，为未济；水在上，火在下，为既济。夫瘴病因于气候炎热，阳气尽泄于外与瘴邪相搏而发大热，热盛则火浮于上，而寒伏于下是未济之象。龙雷之火，遇水则炽，遇火则伏，故本方于麦冬、淡竹叶、胆南星等寒药中加姜、桂、附之大热药，以吸引其归根。凡瘴病热盛必无汗，服此方必热汗大出而热退身凉，以水火调，阴阳和。譬如地气上升，天气下降，而雨露滋也。然则，本方之以既济名者，乃济其未济也。

（3）沉附二陈汤适用于瘴疟极重症，表现为发热烦渴，舌黑而红，鼻衄谵语，蜷足而卧，叉手冒心，腰脊两脚沉重无力，鼻尖凉，足趾冷，呕逆痰涌或昏迷不醒，脉象细小。方药：茯苓10g，煮半夏6g，炙甘草3g，盐陈皮3g，胆南星3g，石菖蒲5g，炮附子8g，沉香3g。功效：通关豁痰，温阳退热。方解：此时阳气尽泄于外，下元阳虚不能鼓舞于内，宿痰留饮乘机为患。方以陈、夏、苓、草之辛甘微温，除其痰以转其枢，而中焦有主，脾胃之运化行矣；以沉、附之辛温大热，降上焦在外之浮阳，使复归于窟宅，则下无温暖，而上下阳气和矣。至于胆南星、石菖蒲之用，乃所以通关窍，豁顽痰，待佐陈、夏所不及，所谓相须而互使之也。浮阳降则上热清，痰湿除则中枢宁，肾阳充则下元固，是以一方投则上中下三焦气机通畅，瘴邪更无所容留，故不治热而大热自退。

瘴病治验三方，虽同为退热之剂，然各有所主，亦各有所用，和解散适用于瘴邪初起、胃液尚未大伤之际，为祛邪和解而设；既济汤适用于浮阳过亢，津液已亏，为潜阳温里而设；沉附二陈汤适用于外热内寒，痰湿格拒，为温中镇下而设，三方之所主不同，而治疟亦各有区别，不可混用也。

瘴病是阳气浮越于外，阴气凝闭于内，寒盛于内，热盛于外，上实下虚，因此发散药和苦寒药是其禁忌，如误服发散解表药，益促其阳气外散，故死；如误服苦寒之药，更伤其中下阳气，亦死。须知瘴病大热之不足畏也，其大热之不可轻退也，苟退之，则唠逆喘厥并作，暴脱之变翘首可待矣。是故瘴病之死，不死于热之不除，而死于热之速退；不死于热烦躁闷，而死于喘唠厥逆。以上分型只是根据人体感邪轻重之不同、所出现的症状不同而归纳的，临证还必须细察其隐微之间，凭脉论证，任证加减出入论治，切不可等闲视之。

（六）《黄帝内经》治则小集

形不足者，温之以气。精不足者，补之以味。其高者，因而越之。其下者，引而竭之。中满者，泻之于内。其有邪者，渍形以为汗。其在皮者，汗而发之。其慓悍者，按而收之。其实者，散而泻之。所谓：客者除之，留者攻之，逸者行之，急者缓之，寒者热之，热者寒之，劳者温之，燥者濡之，损者益之，惊者平之，结者散之，散者收之，坚者削之。审其阴阳，以别柔刚。阳病治阴，阴病治阳。定其血气，各守其乡。血实决之，气虚掣引之。病在上取之下。病在下取之上。病在中，傍取之。必先岁气，无伐天和，谨守病机，各司其属。有者求之，无者求之。盛者责之，虚者责之。必先五胜，疏其血气。令其调达，而致于和。谨察阴阳所在而调之，以平为期。正者正治，反者反治。微者逆之，甚者从之。逆者正治，从者反治。热因寒用，寒因热用。塞因塞用，通因通用。必伏其所主，而先其所因。其始则同，其终则异。诊不知阴阳逆从之理，此治之一失也。故治病必求于本，先病为本，后病为标。先寒而后生病者治其本，先病而后中满者治其标，病发而有余，本而标之，先治其本，后治其标。病发而不足，标而本之，先治其标，后治其本。其病既反，其本亦反。急则治标，缓则治本。知标本者，万举万全。不知标本者，是谓妄行。无失天信，无逆气宜，热无犯热，寒无犯寒。发表不远热，攻里不远寒。有故无殒，亦无殒也。大积大聚其可犯也，衰其大半而止，过者死。木郁达之，火郁发之，土郁夺之，金郁泄之，水郁折之。从内之外者，调其内。从外之内者，治其外。从内至外而盛于外者，先调其内，而后治其外。从外之内而盛于内者，先治其外，而后调其内。中外不相及，则治主病。诸寒之而热者，取之阴。诸热之而寒者，取之阳。所谓求其属也。

学习《黄帝内经》治则，总其精神，无非汗、吐、下、和、温、清、消、补八法。张仲景于《伤寒论》中言之甚详。书中读之颇易，然而用之实际，自有其难。若"渍形以为汗"，此固指发表而言。但发汗非掌握表寒表热，则无法区分辛温辛凉而运用之；且久病虚人受感，非纯表之药所宜。故曰，"寒无犯寒，热无犯热""气虚掣引之""因其衰而彰之"。"其高者，因而越之"，此指催吐，但用吐剂，必病在胸膈以上，或毒在胃而未经吸收之前方可。"其慓悍者，按而收之"，否则将害及无辜。"坚者削之""留者攻之""其下者，引而竭之"，此指攻下，然非内盛有积热者必不可。故曰，"从内之外""从外之内"，而病介于内外之交者，以和解为先。然而姑息养奸，养虎遗患，此和法所不取也，故曰，"必伏其所主，而先其所因""谨察阴阳所在而调之，以平为期"。"寒者热之"，此指温法，须知"诸热之而寒者，取之阳"，宜以补阳之剂而利水，方不至于冒滥温之罪。"热者寒之"，此指清法，须知"诸寒之而热者，取之阴"，宜以滋阴之剂而配阳，方不至于冒滥清之名。"坚者消之"，此指消法，然而中满时减，减复如故者，此为虚也，当予温药调治，若误用消法，岂不招致祸端？此所以有"塞因塞用"之理。"形不足者，温之以气，精不足者，补之以味"，此指补法，世人称"补为王道"，孰知浊邪未净而误补之，其患无穷。故曰，"有者求之，无者求之，盛者责之，虚者责之"，而虚实有无之间，必辨其真，而审之慎也。此外，则标本轻重，先后缓急处理，要在病之有余、不足之间衡量。

（七）发黄医案

病案 1

刘某，男，51岁，搬运工人。于1957年1月上旬从工地醉酒而归，中途忽患寒热，头目眩晕。抵家后感到右胁中脘牵痛，小便短赤。几天后发现两眼巩膜发黄，遍身皮肤呈黄色。经他院医治，罔效，遂来求诊。切其脉六部皆弦数，左寸关尤弦而有力，体温38.2℃，神疲肌瘦，形容憔悴，遍身发黄而黝黑如烟油色，时时谵语，右季胁处有肿块如碗大，微痛而拒按，患处胀痛苦闷，异常难过，频频嗳气，间有吐酸，食入则胀更甚，大便不畅，小便黄赤。

本证由酒湿生热，肝气积郁所致，治法应以清火、解郁、祛湿、泻肝、和胃为主，方用蒌连夏丹参饮加减。

处方：瓜蒌12g，黄连4.5g，煮半夏4.5g，丹参9g，砂仁2.1g，焦栀子6g，李根皮9g，白檀香4.5g，茵陈12g，越鞠丸6g，川楝子6g，延胡索4.5g。

连服10余剂，右胁胀痛、逆气上冲及吐酸呕逆等症状均减。患者自觉精神清爽。但胁下肿块、遍身黄疸、小便黄赤、大便不畅等症仍在。遂改投龙胆泻肝汤加减。

处方：龙胆9g，炒栀子6g，黄芩4.5g，柴胡2.4g，赤茯苓12g，泽泻6g，大黄6g，粉甘草2.4g，厚朴4.5g，茵陈12g，夏枯草9g，白英24g。

服药10余剂，胁下肿块渐消，黄疸亦瘥，又嘱再服10余剂，并互用前方之蒌连夏丹参饮，计服 20 余剂，诸恙大减，胁下肿块亦消，黄疸亦退，小便清利，但精神困倦，肢体乏力，改用香砂六君子汤收功。过年余，患处又发生疼痛，患者复来求诊，仍与前方蒌连夏丹参饮，服几剂而安，至今将近 1 年，未见再发。

病案 2

患者刘某，男，18 岁。于 1959 年 4 月中旬，突发恶寒发热，头痛呕吐，继而出现小便黄赤，双目巩膜发黄，翌日遍身肌肤均现黄色，经医治罔效，遂来求诊。体温：38.7℃。憎寒壮热，烦扰不宁，精神昏蒙，谵语呕吐，舌苔滑浊，遍身黄疸，自诉右胁下及中脘胀痛异常，检查患处隆起如掌大、有压痛，小便短赤，大便不畅，脉象弦滑而有力。

本证由于肝火上炎、湿热内蕴，来势较为紧张，若不急施稍峻的降火、泻肝、祛湿、清胃之剂，则邪热烧烁、阴液枯竭，病情趋于恶化。

处方：瓜蒌 15g，焦栀子 6g，白檀香 4.5g，延胡索 4.5g，川楝子 4.5g，大黄 8g，厚朴 4.5g，茵陈 12g，白英 24g，玄明粉 9g。

连服 2 剂，二便通畅，热尽退，此里枢已转，肝阳伏火未清也。遂于前方减去白檀香、延胡索、川楝子，加黄芩、龙胆、甘露消毒丹等，服数剂而瘥。

四、媒体报道

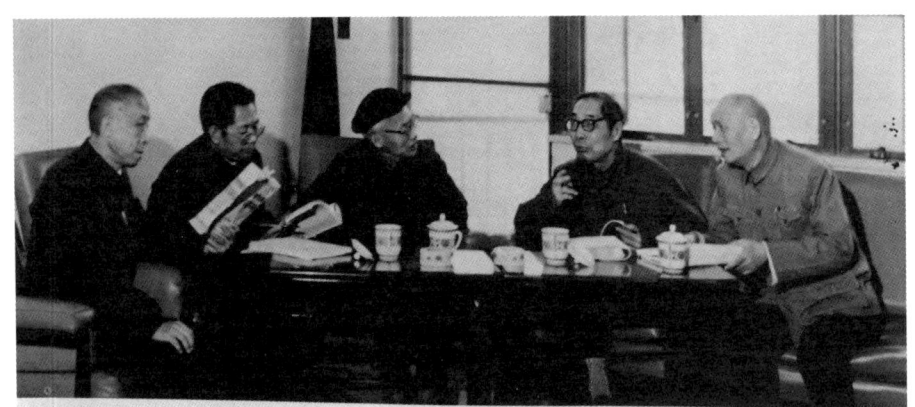

叙事

福州中医药文化保护传承的集体记忆（下）

福州市政协文化文史和学习委员会 编

附录一

(一) 福建省卫生厅审定的名老中医名录 (1963年)
(省属和福州)

姓名	籍贯	出生年月	学术专长	工作单位
胡友梅	仙游	1889	内科、针灸	省中医研究所
林传沧	福州	1906	伤寒	福建中医学院
林古恒	福州	1904	内科	福建中医学院
陈雨苍	闽侯	1914	内科、妇科	福建中医学院
陈芑洲	福州	1893	针灸	省人民医院
郑兰芬	福州	1896	妇科	省人民医院
朱梅南	福州	1901	内科、温病	省人民医院
陈子超	福州	1904	内科、伤寒	省人民医院
郑嘉韩	闽侯	1911	内科温病	省人民医院
黄守林	龙岩	1923	蛇伤	省人民医院
李健颐	平潭	1895	内科温病	省中医研究所
孙朗川	福州	1896	妇科	省人民医院
李笑凤	辽宁抚顺	1902	痔疮	省中医研究所
刘中明	南靖	1910	按摩	省中医研究所
叶轩孙	福州	1897	内科、高血压	省立医院
曾益谦	福州	1912	内科、妇科	省立医院
陈忠平	福州	1918	痔疮科	省立医院
高雨生	福州	1912	内科	省金鸡山疗养院
林如腐	福州	1894	正骨	福州市仓山保健院
陈云开	仙游	1895	眼科	福州市鼓西诊所
肖治安	闽侯	1892	外科	福州市东街卫生院
黄廷翼	福州	1898	针灸	福州市中医院
陈桐雨	福州	1909	儿科	福州市中医院
孙浩铭	福州	1909	妇科	福州市中医院
邓少杰	福州	1916	痔疮	福州市中医院
林景堂	福州	1904	儿科	福州市立第一医院
游天才	平潭	1893	草药	福州市立第一医院
郑孙谋	福州	1913	内科	福州市中医院
高希燊	福州	1899	儿科	福州市第二医院
林际阳	福州	1915	痔疮	福州市安泰保健院
林英蒲	福州	1901	内科	福州市仓山保健院
王仲幹	福州	1893	内科	福州市第二医院
盛国荣	南安	1913	内科温病	福建中医学院
林济庵	闽侯	1917	内科	闽侯专区医院
黄珍初	福清	1890	内科	福清东张医院
俞慎初	福清	1915	内科医史	福建中医学院
赵棻	福州	1911	内科脾胃	福建中医学院
俞长荣	永泰	1919	内科伤寒	福建中医学院
黄宗勗	古田	1912	针灸	福建中医学院
林如高	福州	1888	正骨	福州市林如高正骨医院

(二) 福建省卫生厅确定的重点继承老中医名录 (1976年)
(省属和福州)

省直

朱锡光 (内科)　俞长荣 (伤寒)　李良官 (青草医)　李笑风 (痔疮)
刘中明 (按摩)　林伯安 (中医)　陈雨苍 (妇科)　肖熙 (内科)
杨护生 (内科)　黄大钦 (气功)　叶俊德 (方药)　李启志 (内科)
赵棻 (妇科)　许寿梅 (内科)　盛国荣 (温病)　周石卿 (伤寒)
高筆簧 (内科)　林可华 (伤病)　陈明觉 (伤病)　黄宗勗 (针灸)
兰心孚 (方药)　曾益谦 (内科)　谢培英 (中医)　严秋柔 (内科)
陈忠平 (内科)　林朗晖 (内科)　刘景森 (中药)　杨希贤 (伤科)
陈柯榕 (外科)　黄守林 (蛇伤)　邹素庵 (儿科)　严守正 (温病)
陈明生 (温科)　周绍奇 (内科)　林子炎 (骨伤)　林鲲 (青医)

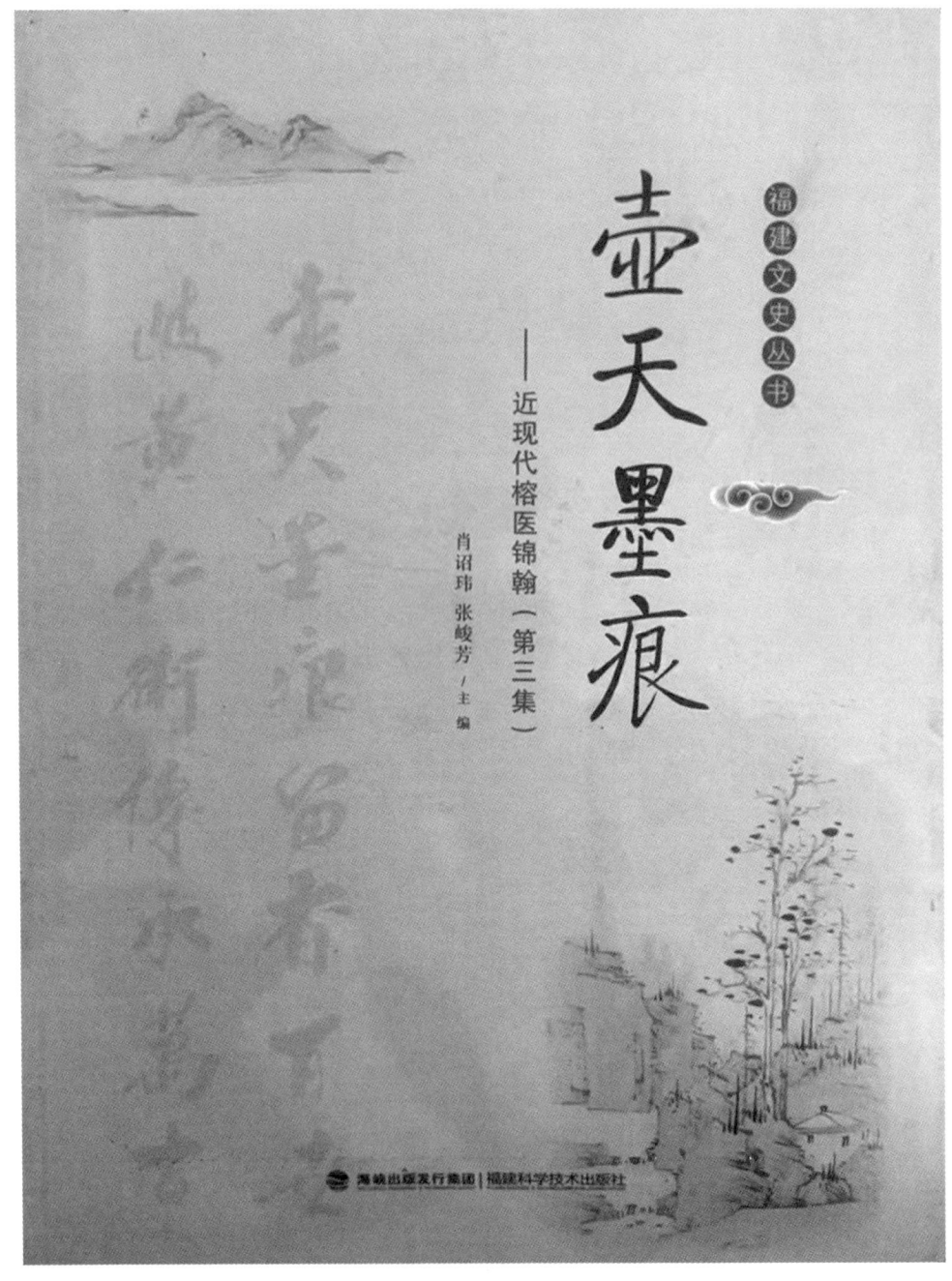

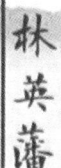

林英藩（1901—1974），字见楼。福州人。为壶山林氏第六代传人。1963 年被评为福建省名老中医。擅治内科疑难病症。他将祖传歌诀、家传单验方等无私捐献给福建省卫生部门。著《见楼医案集》《见楼医话集》等。

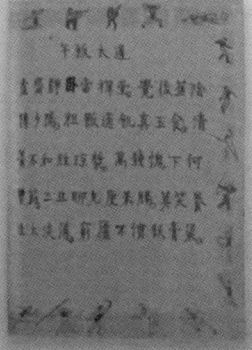

林英藩诗稿

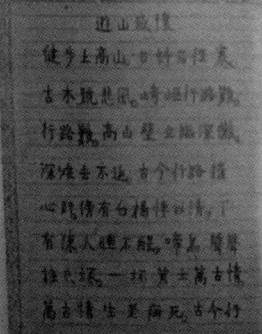

林英藩诗稿

第四节 第六代林宝瑜

一、医事传略

林宝瑜系福州壶山林氏中医第六代传承人,幼承家学,聪颖过人,过目不忘,自幼便随父亲林阆甫学习中医,18岁能独立悬壶问世,因兄长林葆瑄、林英藩均在福州坐诊,他就独自一人前往高山镇行医。中华人民共和国成立后进入福清县高山医院,晚年又调到福清县鱼溪医院。他临证不仅能正确掌握四诊与八纲辨证,还能掌握疾病的部位、症状、病因。此外,他注重脉证合参,因人、因地、因时辨证施治。平时遇到疑难杂病,他都能谨守病机,知守达变,作出正确的诊断治疗。他的声望日隆,就诊者接踵而来,远近闻名。他诊务繁忙,还在应诊之暇,撰写医学论文和医案医话,曾公开发表医学论文数十篇,医学论著10余部。

二、学术特色

(一)临床治病注重机体阴阳

林宝瑜提出,临床上应掌握阴阳升降出入学说的运用。他认为机体阴阳升降出入学说,是祖国医学整体观念的重要理论依据之一。机体必先有内在物质基础,然后才有其活动能力,这个阴阳互根、内外并重的整体概念,正如《素问》所说的"阴在内,阳之守也,阳在外,阴之使也",这就是机体阴阳升降出入的生理、病理之理论核心。

《素问》曰:"上者右行,下者左行,左右同天,余而复会。"又曰:"地气上为云,天气下为雨……清阳出上窍,浊阴出下窍,清阳发腠理,浊阴走五脏。"机体也一样,在上的心肺气宜降,在下的肝肾气宜升,这样才可形成天地交泰之象；脾胃居中，腐熟水谷以行其升清降浊之令；然后清阳升而周身健，精血足而脏阴充，营卫三焦、皮毛九窍可以吐纳自如。以此言之，可知脏腑的气机，其中主升的有肝与脾，主降的有心、肺、胆、胃、大肠、小肠、三焦、膀胱等；而肾为火水之脏，先天之体，元气之根，能升能降，能出能入，故有平衡周身阴阳的作用，其中最重要的则莫如"命火"。张景岳谓命火的作用："五脏之阴气非此不能滋，五脏之阳气非此不能发。"杨士铎曰："心得命门而神明有主始可应物，肝得命门而神明有主始可应物，肝得命门而谋虑，胆得命门而决断，胃得命门而受纳，脾得命门而布化，肾得命门而作强，三焦得命门而决渎，膀胱得命门而收藏，无不借命门而温养之。"于此，可足见命门关系机体生命之大。

必须指出的是，肾与命门之所以能起阴阳升降出入的主导作用，是因为它和脏腑的阴阳、经络紧密联系，互相制约，互相依存。所谓脏阴腑阳，阳升阴降，此乃对脏腑的一定方位而言：清阳必升，浊阴必降，反之浊阴在上则有腹胀，清气在下则生飧泄。实践告诉我们，在正常生理状态下气机运行没有独升独降之理。例如，阳之升，在升至一定限度时就必须有降，不降则阳气将散越于上，阴血必不能静守于内。同样的阴气之降，在降至一定限度时也必须有升，不升则阴津必将下夺，阳气将无法施展其作用。所以脾为阴土，脾津必须上行，然后清阳之气才可以上达巅顶，而髓海以满，四周之气以荣，脾胃之功能才有相得益彰的效用。胃为阳土，胃气必须下降，然后传导无阻，而消化吸收，一切浊阴代谢产物才可以排出体外。因此，肺主治节行敷布一身之权，然后营卫以调，三焦以通，九窍以利，心血以化，君火以明，相火以位，而全身之经脉可获周转自如。由于胆胃之气能顺利下行，同时也可吸引心君与小肠之火下交于肾，而肾阴又不断地借命门之火蒸发水精以上滋心火，形成水火既济、阴阳平衡、承制不偏、循环不息、生生不绝的生理局面。然而，阴阳互根如何能舍阴阳出入之理？须知，气有入无出或有出无入，都可致气机窒息而死亡。故机体于谷食入胃后，经过一番吸收、排泄，以及肺的呼出浊气、吸入清气而产生真气的同时，营卫、三焦、皮毛、九窍等何尝不参与其间？凡这些工作过程，除后天之脾胃负起一定的中焦升降作用外，与肾、命门的不断蒸腾产生元气以推动周身活力之功完全分不开。《难经》曰："故气者人之根本也。"盖此"根本"也即本文所指肾间命门之火。《素问》明确指出："出入废则神机化灭，升降息则气立孤危，故非出入则无以生长壮老已，非升降则无以生长化收藏……"凡此论点，都与命火有莫大关系，因命火不可熄灭，命火灭则气止化绝，神去机息。势必不升不降，不出不入，立即失去一切活动能力。

（二）掌握脏腑间的阴阳升降特性

阴阳升降出入之于机体既有如此重大意义，则临床上就有必要进一步掌握脏腑的阴阳特性。凡见气机应升不升，或有升无降，与应降不降，或有降无升的，都应注意病理变化。例如，肝主疏泄，故治肝之诀，宜以条达为贵。倘见本邪化火，火性炎上，阳升太过，其人头痛眼赤、口燥咽干、舌红苔腻、睡眠不安、两胁作痛、脉弦而数，甚至胁迫胆汁横流，溢于皮肤、巩膜，全身皮肤黄染，呕吐纳呆，此时就要疏肝清热，利胆降浊，冀热泄肝平，胆火下降，阴气自可趋于平复。倘系浊阴在上，肝阳被阻，肝有不宣，应胸满胁胀，便溏不爽，此时就要以柔制刚，通阳降逆，疏肝和胃，以泄其浊，使清升浊降，然后木土不相为害。又肺主肃降，故治肺之法，宜以宣通达外为主，倘见肺气郁结，应降不降，治节不施，敷布无权，营卫不调，其人寒热头痛，咳呛无汗，木侮气促，津结为痰，甚至咯血胁疼，上不制下，此时就要清金宣结，平木肃肺，以期肺气调达，痰化津复，木缓气舒，然后可保下不侮上。知胃主权衡出纳，故治胃之诀，宜以通为补，通则水谷可以容纳，后天巩固；倘见阳土不润，燥火上蒸，胃汁干枯，津液不继，其人舌芒苔燥，口渴纳阻，腹满便秘，烦躁不安，脉数有力，呈火盛有余之象，此时就要釜底抽薪，急下存阴，保全胃气。知脾主运化精微，其性恶湿，故治脾之诀，宜顺以辛燥，辛则木达，燥则土健；倘见阴土不燥，津液不输，清阳下陷，浊阴在上，升而不升，症见舌淡苔白，肤肿腹满，纳呆溏泄，脉濡小无力，将见中土浸沉之祸。此时就要益火培土，师子虚则补其母之义，以期土燥阳升，木畅气旺，升降正常，清浊攸归，水患可戢。知心主火，火性炎上，能烁五液，故治心之诀，宜滋宜降，滋则血液常充，降则相火有制；倘思虑过度，心火上炎，营血暗耗，症见头晕目眩，脸红目赤，舌燥尖红，口渴喜饮，惊悸梦遗，精神恍惚，梦多寐少，咳嗽咯血，胁疼气促，脉弦浮数，升而不降，此时就要养阴清火，润肺宁心。但心主血脉，循环周身，心火亦不可以懦，倘见心阳不足，火不暖土，偶因饮食伤脾，脾虚湿困，水邪凌心，心失所主，阳陷于阴，降而不升，症见舌淡，苔白，面色少华，眩晕欲呕，耳鸣心悸，短气，纳少作胀，便溏脉濡，此时就要温阳燥湿，补火强心，以期阳长阴消，土健血充。知肾主水火，为阴阳升降出入重地，故治肾之诀，宜滋宜温，滋则阴充，五脏之气皆润，温则阳长，周身之血皆活；倘见肾阴不足，阳升太过，水不济火，五脏之阴皆烁，症见颧红唇赤，潮热盗汗，背脊酸痛，虚烦不寐，梦遗肌瘦，咽干咯血，呛咳气促，舌红少苔，脉弦细数，相火鸱张，此时就要壮水制火，泻南补北，以期龙潜壑泽，阴平阳秘。倘系肾阳不足，火不消水，水泛为痰，阳气势微，陷而不举，症见肤肿跗浮，呛咳痰稀，动则气喘，舌淡苔白，脉沉不鼓，纳食不思，大便溏泄，下元空虚，此时就要益火制水，釜底添薪，以期阳回气壮，水消痰化，其本乃固。

三、医话医案

（一）心得举隅

1. 清阳下陷

脾气上行，则为清阳；脾气下陷，即成浊阴。清阳下陷，阴火上升，若用寒凉，则阳愈陷，火愈炽，火寻出窍，虚者受之，或目痛，耳聋，齿疼，火从其虚而散之理也。故《黄帝内经》有"甘温除大热"之言，医者必须加以深究。由于清阳下陷，阴火上升，火升则气逆，火浊凝滞，乃生痰厥胀满，此皆脾气不能升津于上，反下乘于肝肾而成湿之理也。故《黄帝内经》有"清气在下，则生飧泄；浊气在上，则生腹胀"之言，此医者之所必求其清升浊降也。

2. 诸泻

泄泻腹胀，多居气虚。泻而气逆，有邪乃属邪欲外出，无邪则属胃气失和。脾虚：面色萎黄，舌淡白，脉小，泻而食减，主以四君子、香砂六君子、补中益气等；中寒：面色惨淡，苔白滑，形冷，疲惫乏力，二便清利，主以理中、四逆等；协热下利：身热舌垢，面红口渴，脉弦数，腹痛利下黄臭，主以葛根芩连汤、四逆散等。倘系寒热格拒，表里不和，症见头痛，憎寒壮热，倦怠，舌白口渴，胸膈满闷，恶心欲吐，粪下稀水及不消化食物，主以六和汤、藿香正气散、黄连汤等。若木乘土泻，此乃脾虚肝木乘之，虽泻腹痛不止，非关食积，主以痛泻要方。还有五更泻，由于肾虚，命门火衰，脾不运湿，症见头晕腰酸，鸡鸣泄泻，主以四神丸、桂附八味丸等。然予目击五更泻，有属肾阴虚者，其人舌绛口干，畏热，主以六味地黄汤合参苓白术散，此百中之一，极为少见。此外，泄泻在农村，因肠道寄生虫引致者亦多，一般治疗以参桂乌梅丸配合调理胃肠道药物即可。

3. 吐利止后烦躁

吐利经服热药得止，但反而烦躁不安，此烦躁多属阳回过胜。倘若泻止，小便得利，不会发生严重变化，可以养胃补脾，如参苓白术散、异功散等，稍加麦冬、石斛即可，不得再事辛温劫液。

4. 吐利舌白

吐利舌苔白滑，中黑而润，虽多属寒湿，唯吐利已稍止，而兼见烦渴下重者，不可概从寒论。因虽转热，而滑润之苔，总是有湿，清剂无妨稍佐苦辛微温化湿。

5. 湿胜濡泄

湿胜则濡泻，小便不利，大便反快，此湿气内流，当先利小便，以排腹中湿气。故曰："治湿不利小便，非其治也。"然此系指外湿而言，倘脾肾阳虚，火不暖土，脾津不运，湿聚作泻，此属内湿，则又须釜底添薪，补火培土，温固提防，桂附八味丸实为不可少之药矣。李东垣先生治湿胜濡泻，体重，小便闭涩，不用淡渗，竟以风药如羌活、独活、升麻、柴胡、防风等立愈。忌在风能胜湿，下者举之，此亦脾虚之人，忌用泄利之理。《伤寒论》曰："湿家下之，额上汗出，微喘，小便利者死，若下利不止者亦死。"因利伤津液，造成亡阳之不可收拾局面也。

6. 温病不渴

温病系热证，本有口渴，其不渴者，乃湿热相兼，热未胜湿，温病初从太阴而发，见胸腹满，但呕不渴。倘热在下焦，不在上焦，则见燥结便闭而不渴。热在血分，不在气分，则见烟熏昏沉而不渴。

7. 温病烦躁

烦乃心神不安，而形态如故。躁则津液消亡，扬手掷足，形神俱乱，烦轻而躁重也。在他证，有谓烦属心，躁属肾者。在温病则皆居于郁热。热浅在上，则渐见烦躁之形；热深在下，则渐近昏沉而不烦躁，此不烦躁已较烦躁更加严重。故温病初期，即可以烦躁之轻重，测知病势之安危。阴证烦躁可用附子救阳以镇阴；阳证烦躁则宜麦冬、生地黄养阴以敛阳，此其大不相同之处。

8. 温病鼻干

温病鼻干有四：初起风热在卫，见鼻鸣而干；传入阳明，无形热盛，见烦渴而鼻干；至于腑实，有形热结，则躁烦大渴，舌黄燥而鼻干；最后亡津液，则肺肾上下化源皆绝，神志昏沉，色如烟熏而干矣。

9. 温病齿燥

温病齿躁有三：轻者为阳明经热，前板齿躁，身热目痛鼻干，不得眠，此有将发斑疹衄血先兆；重者为胃腑燥热，通口皆燥，甚至黑如烟熏；极重者为肾水煎熬，竭阴亡血，舌卷囊缩，唇焦齿燥，势成燔炭，岌岌危矣。

10. 湿证三焦分治

湿在上焦，宜芳香化浊；在中焦，宜苦温燥湿；在下焦，宜淡渗利湿。发汗滋阴，皆在禁例。倘误予辛温发汗，则将使湿热上蒙，而清窍被蒙。攻下太早，则将使脾受困，而作胸痞脘痛。误用滋阴柔腻，则将使浊邪愈益锢结不解。吴鞠通于湿证有如下看法："汗之则神昏耳聋，甚则目瞑不欲言。下之则洞泄，润之则病深不解。"确系经验之谈。

11. 温病身重

温病初起，发热身重者，湿胜于热也，可于辛凉剂中加化湿药。四五日转变后，汗出身热而重者，热壅经脉也，审知阳脉，可以白虎汤清除气分之热。如已传里，未见表热，而舌燥便秘，腹痛拒按，身重者，此内有结热，气不达于表也，宜酌取三承气汤，荡涤热结。倘屡经汗下，表热已退，而身重不可转移，脉虚散无根，舌上无苔，二便自利者，此乃阴阳两亡，筋脉枯干，细察之必神采晦暗无光，呼吸迫促，语无伦次，将濒于死矣。

12. 吐利后重

夏秋之间，每因饮食不慎，发生吐利，此证在寒极热极之际，脉象均不足凭，唯吐酸下臭者多热；不酸不臭，泻下如米泔汁者多寒。吐利其吐已止，而利下仍如水，利后不爽，但却非后重，烦热引饮，此时尚须救阳。若见虚坐努责，里急后重，烦热引饮而喜呕者，乃属火格，慎不可再投温燥。因下利伤津，阳回过胜，阴亦易竭，造成阴阳离脱局面，即濒于死矣。

13. 小儿腹泻

泻利脱水，极易变生烦渴，尤其婴儿腹泻，每多见之，所以无论四时季节，临床上遇见泻利烦渴引饮，不可皆认为热，以清凉草率治疗。协热下利证，必口渴舌燥，身热，脉大有力，指纹色深红浓紫，腹痛，粪下黏臭，小便短赤，肛热后重，主以葛根芩连汤，合黄土煎汤服亦极效。肠寒泄泻，泻下多为不消化食物，小便清白，腹痛，脸色苍白，指纹色暗淡或浅红，脉小急无力，舌苔白，身热不蒸，渴不欲饮水，主以七味白术散、理中汤等。下利除上述寒热两性外，挟积亦属极多，倘见利下发酵，粪如蛋花，食入欲吐，脉寸关浮紧者，先主以保和汤、藿香正气散，小便不利，改用胃苓汤。泻利证变极速，首先要抓住虚实，辨其寒热，利多亡阴，继即亡阳，汗出肢冷，烦躁不安，其死极易。

14. 婴儿胎毒

婴儿胎毒，西医称为婴儿湿疹，此病多发生于婴儿，先发于脸上两颊及前额，作水疱和血疹样，继而破裂糜烂成块，严重者可渐蔓延至颈胸，痛痒异常，此由父母体中热毒遗传所致，打针、服药、外敷，方药虽多，极少有效。有延至二三岁者，实为可悯。予得有奇方，屡试屡验，方药及用法如下：蛇床子9g（大枫子9g代替亦可），枯矾6g，樟脑6g，雄黄6g，硫黄9g，甘草6g，地肤子9g，花椒6g，炮穿山甲*6g，牡丹皮6g，松香6g，共研粗末，分2包，用白纱布缝好，挂于婴儿胸背上，7天即愈。

（二）应用石膏点滴体会

石膏系矿物类药物，其主要成分为含水硫酸钙。味辛、甘，性寒，归肺、胃经。生用解肌清热，止渴。治热性病壮热不退，心烦神昏，谵语发狂，口渴，咽干，肺热喘急，中暑自汗，胃火头痛，牙疼，发斑发疹，口舌生疮等。由本药组成的方剂，较著名者有白虎汤、白虎加人参汤、麻杏石甘汤、清瘟败毒饮、既济汤等，用之得当，效如桴鼓。兹就古人用石膏经验，并结合个人临床体会略探如下。

1. 适应证

石膏寒中有辛，尤其适用于气分实热，如瘟毒内蕴欲发斑疹等热性病，可借其辛凉涤热作用迅建奇功。第二为暑温病，因"阳明为成温之薮"，暑温热毒极易与阳明燥火内陷，致蒸热、神昏、谵语、痉厥等。第三为消渴，多缘于阳明燥化太过，火烁津伤，于是肺胃皆热，石膏可涤火救渡，生津止渴。第四为痹疟，每由伏暑蕴发，其热如烧，乃阳明独胜之热所发，石膏辛能解肌，甘能缓热，寒能泄火。第五为肺热痰喘，火热头痛、牙疼等，本品均可起重要作用。石膏退热止渴作用归因于其性味，不在于化学物质硫酸钙，所以石膏以生药杵碎水煎为宜。使用石膏原则上应具"四大"症状：大烦渴、大热、大汗出、脉洪大，但据个人体会，凡实热证都可应用，不必悉具"四大"见症，因现在医院对于高热病者，给予输液、物理降温等治疗，不出汗者亦不乏见，故用石膏只求对症即可。

2. 配伍

石膏得知母，则清金保肺之功明显，且阳明之热迅可涤除；得玄参、生地黄、麦冬、犀角，不但气分之热可清，而且下焦之水亦可上济，相火有制，斑疹可顺利透发；得金银花、连翘、大青叶、鲜芦根、碧玉散，则暑热祛，清窍利，神志清而

---

* 穿山甲于2020年被列为国家一级重点保护野生动物，不再被《中华人民共和国药典》收录，此处为保留经典配伍原貌仍予收录，临床可用其替代品入药。

邪退；得人参、麦冬，则上焦之水源润，而脏阴不涸，消渴可止；得苦杏仁、大黄、瓜蒌皮，则肺气宣，大便畅，痰火平，而清肃之令行；得麻黄、苦杏仁、甘草，则辛者降，寒者散，胶郁平而喘咳止；得牛膝、知母、生地黄、麦冬、牡丹皮、白芍，则真阴足，肝肾之火有制，头痛、牙疼可平；得桂枝、苍术、黄柏、独活、川乌、草乌，可治筋脉的风湿热痹。

3. 用量

汉代张仲景用石膏250~500g。近人张锡纯于石膏较有研究，《医学衷中参西录》载："愚用石膏以治外感实热，轻症亦必至两许，若实热炽盛，又恒重用至四五两或七八两。"可见张锡纯使用石膏量已超出古人。石膏无毒，若辨证无误，大量应用自无意外发生。

4. 服法

古方用石膏每剂多分2~3次服。笔者体会，若病在上中二焦、用量大者，应分3次服，使药力作用于病所；若病在筋脉，宜少次重量，因病位较深，所以必增大其量方可。石膏以热服为宜，因《黄帝内经》有"治热以寒"之说，热退方能发挥其治疗作用。

5. 禁忌证

石膏性寒，只宜于实热病者，反之均属禁例，对于外感寒邪、脾虚饮食不佳、大便溏泄、舌白不渴、脉沉不鼓或浮大无力者，皆不可用。产后虚风发热，或恶露未净、感风寒而热者，稀能确认为石膏证。少阴内真寒而外假热者，不可用。疟邪不在阳虚者，不可用。消渴因阳虚而致者，不可用。

6. 验案

（1）瘴疟医案。郑某，男，45岁，1939年11月25日邀诊。微寒而热，浑身热退复热，午后晚间加剧，发热时谵语频频，舌垢浊中黑不干，口渴喜饮，饮多欲呕，痰黏色白，脸赤胫冷，头身疼痛，胸痞纳呆，小便利，大便少，脉弦细急，重按不甚有力，病已半月。

前医皆以湿温治疗，藿、朴、蔻、夏、竹、薏之类已进十数剂不瘥。知其为上热下寒热瘴症，取《张氏医通》既济汤投之。

处方：生石膏 30g，鲜竹叶 80 片，淡附子 3g，西洋参 4.5g，麦冬 10g，甘草 3g，半夏 4.5g，粳米 24g，生姜 2 片，胆南星 4.5g，嘉禾散 6g。1 剂。

二诊：汗出热减，患者自觉肢节轻松有力，精神较安定，照原方去麦冬、鲜竹叶、胆南星，加竹茹 9g，2 剂。

药后热退神安，但脘部不舒，不欲食，有时咳唾白沫，此热邪去，中气未复，当以健运脾胃作善后之计，取陈夏六君子汤加厚朴花、嘉禾散，2 剂而瘥。

嘉禾散出自《太平惠民和剂局方》，由茯苓、砂仁、薏苡仁、枇杷叶、人参、白术、桑白皮、槟榔、豆蔻、青皮、谷芽、五味子、沉香、杜仲、丁香、藿香、诃子、石斛、半夏、大腹皮、木香、炙甘草、陈皮、神曲组成。

（2）风湿热痹医案。曾某，男，42 岁，1985 年 10 月 4 日就诊。患者四肢关节痛半年余，渐至背弯行路蹒跚不便，针药兼施无效。现症：牙关不利，两手指节均变形，可半握不可全握，右膝灼热肿痛特甚，腰背不能伸直向前。舌苔黄垢，口渴，脉沉弦滑小，小便利，大便或通或结。经福州某医院诊断：①风湿性关节炎；②类风湿关节炎。

此为风湿热痹。治宜泄热搜风、祛湿活络、通经。

处方：生石膏 60g，牛膝 15g，防己 12g，独活 12g，忍冬藤 30g，薏苡仁 30g，川乌 6g，草乌 6g，地龙 15g，桂枝 5g，桑枝 15g，鸡血藤 15g，黄柏 15g，苍术 6g。7 剂。

10 月 11 日复诊：肢节虽稍见灵活，但右膝肿痛依然，因虑久服川乌、草乌，有蓄毒贻患，改用生石膏 60g，知母 15g，牛膝 15g，独活 12g，赤芍 12g，桂枝 6g，黄柏 15g，苍术 6g，威灵仙 12g，生地黄 15g，当归 10g，地龙 15g，防己 12g，5 剂。

11 月 16 日再诊：痛势有所减轻，腰背略能伸直，但右膝关节仍感热痛，舌苔转白，口已不渴，二便畅，脉仍沉滑有力。依前法去苍术，增川乌 6g、草乌 6g，7 剂。

如此计 3 个多月，共服药 90 余剂，投石膏 550g，痛已全除，体重增加，患者喜形于色。停药 2 个月后，随访已恢复健康，在工作疲劳及气候变化时，仍感右膝关节酸楚，但已不如前之甚。复处前方，嘱如有不舒服可连服 2~3 剂以防复发。

（三）读《瘴疟指南》有感

闽地处海隅，多山近水，时发瘴毒，尤以秋冬之季，患者较多。其治之之法，多本于宋代李侍制《瘴疟指南》，温中、固下、和解、正气四要旨，清凉之剂，畏之如刃，林宝瑜窃惑焉。夫六气之感人，乃依人之禀赋而异，安得有独寒独热不变之理？考疟之分类有风疟、温疟、暑疟、寒疟、痰疟等，而治法亦不一而足。瘴亦山岚雾暑六淫之类者也，医之于患者，审别其阴阳寒热，表里虚实，然后施以温清补泻，对证已耳，岂可以辛温之剂克伐哉？且单纯之药，施治于内伤局部之病或可，外感之重者，甚少无传经，观伤寒之麻桂后，施以青龙、白虎者，何可胜计。或以为伤寒之邪从毛孔入，由外而内，故有传经，瘴病则从口鼻而受，犹伤寒之直中，纯寒无热无传经证。噫！斯言诚不足以置信。夫邪之中人，无论其从皮腠、口鼻，纵横顺逆而受，至传里也，甚少不化热。瘴本有寒有热，如其由于口鼻受者，必无传经，宁有是理？叶天士有"温邪上受，首先犯肺，逆传心包"之语，叶天士早已明确指出，邪之从口鼻而受者，必有传经。且直中属寒，传经居热之说，近人已多明其非，今不必赘述。虽然，林宝瑜每观世之奉是书，以活人者尝多，其故何哉，岂隆冬当寒而反热，闭藏失职，则人之阳气，亦多浮不敛，《瘴疟指南》之方，正适用于上热下寒之体，故多能中病，唯阳盛之人，一下咽则毙矣。故林宝瑜曰："瘴病良关于气候人禀，从阴者固多，从阳者亦有，医者当从脉证兼参，勿泥于书可也。"《瘴疟指南》虽集当时作者之富有经验所成，仍未免失之于偏。

林宝瑜年轻时，见当时福州名医如郑宗洛先生等，皆奉此书，活人甚多，秋冬之季，对于发热病者，多施以姜、桂、附等，其中主以白虎汤者有之，因作此文以纠偏。

（四）试以阳旦汤代《温病条辨》桂枝汤论

吴鞠通著《温病条辨》，力辟以温治温之误，然该书竟列桂枝汤于首，世多有非之者。林宝瑜谓鞠通于温病，可谓见之甚多，而识之病矣，何竟作此无稽之谈，盖温病伊始，寒温交错，有时辨证下药，煞费苦心，而十百之中，或亦有一二不中肯，寒多者辛凉徒有增其病苦，热多者辛温难免抱薪救火。鞠通欲以奇方突破此关，于是取桂枝汤列于其首，且擅改仲景原文称："太阳病，但恶热，不恶寒而渴者，名曰温病，桂枝汤主之。"鞠通何苦如是，竟作偷天换日手法？林宝瑜行医50余载，于外感病亦见之颇多，对于伏气温病，其热每有剥茧抽丝之叹，愈清愈热，盖伏气之病，其热乃自内而发故也。唯新感温病，每挟寒湿，若予辛凉如桑菊饮、银翘散等，反而缠绵时日，疗效不尽理想，倘以小剂苦辛微温，则寒湿较易化解，万一化热，治疗亦可顺利取效。所不足者，此法每间有服药后转致微烦，患者以为药不对病，他医又从中而谤之，使人有口难辩。林宝瑜遂取《千金》阳旦汤，折中而用之，诚有过于桂枝汤而无不及，阳旦汤者何？桂枝汤加黄芩也。林宝瑜取桂枝4.5g、黄芩4.5g、白芍9g、甘草2.4g、生姜2片，若口干，去生姜，加竹茹9g、薏苡仁12g，水煎服。方中桂枝疏风解肌，生姜助桂枝发表散寒祛风湿，黄芩清热，白芍敛阴，甘草和中，且皆可借以缓姜、桂之急，合之正属苦辛凉，微甘微温之剂，与《黄帝内经》"风淫于内，治以辛凉，佐以苦甘，寒淫于内，治以甘热，佐以苦辛"之理不悖。然此究竟系借用之方，倘审其已属于热，而无夹杂寒气，则当舍此，而用桑菊饮、银翘散无疑。或曰：温病必非桂枝所宜，且仲景有"桂枝下咽，阳盛则毙"之训。林宝瑜曰"桂枝下咽，阳盛则毙"，此乃指白虎汤证而言，患者必有大热、大烦、大渴、大汗出、脉洪大等阳明见证，此时若用桂枝，必促其死矣。阳旦汤只可用于温病初起，而稍夹寒湿者，倘寒湿已化，当别作新裁，无须坚持用此方，倘断章取义，必谓不可，乃所谓因噎而废食者。

（五）自汗盗汗医案

病案1

陈某，女，73岁。自汗9个月不止，经某医院中医师用麻黄附子细辛汤60剂，附子自9g加至60g，计服附子1.5kg、麻黄0.5kg、细辛120g。诊见头晕耳鸣，舌苔白，口不渴，饮食尚佳，大便溏，小便利，畏风，足冷如冰，肢楚无力，脉濡小不鼓，头面颈项周身自汗淋漓，必以2条大毛巾捆身上，并每日换内衣1次、毛巾好几条，苦楚异常。

此系阳虚，卫表不固，营卫不和之自汗症，附子虽能助阳，但抵消于麻黄、细辛之辛散，汗如雨下，无足为怪。

处方：南沙参10g，附子5g（先煎），炙黄芪50g，白术15g，岩豆30g，桂枝3g，麻黄根6g，当归6g，熟地黄15g，荞麦30g，五味子10g，煅牡蛎30g，龙骨15g，炙甘草3g，白芍6g，进3剂，并外用炒研麦麸，1日擦4~5遍借以固卫，3日未瘥，至5日，患者诉口干，大便结，汗少一二，去附、桂加麦冬6g，连进15剂收功。

病案2

田某，男，32岁，工人。盗汗3个月，汗酸臭，舌白口渴，饮食正常，大便干，小便利，脉滑缓，夜汗盛，被里干，被面常湿，必每日暴晒太阳乃可，未经服药，1993年4月5日来诊。

细参脉证，显系阳气有余，阴不配阳，因寐时阳入于阴，阴受火烁，故迫汗而出，正当归六黄汤之适应证。取生地黄、麦冬养阴滋营；黄柏、黄连、黄芩泻三焦贼火；白芍平肝疏木；太子参保津；黄芪护卫；麻黄根、荞麦、牡蛎、龙骨、五味子、岩豆敛不碍火；当归、熟地黄均无需要，可去之。

处方：生地黄15g，麦冬15g，黄柏10g，黄连5g，黄芩8g，白芍10g，太子参30g，黄芪30g，麻黄根6g，牡蛎30g，荞麦15g，岩豆10g，龙骨15g。3剂汗少，5剂汗止。

按 自汗多阳虚，因阳虚则腠理疏，卫表不固，故汗自出；盗汗多阴虚，因阴虚则水不济火，而迫津外溢。然此亦不能一概而论，应以脉证互参。病案1之阳虚卫表不固，何以前医进大量附子竟不化燥，而林宝瑜只用附子5g，迅即口渴足热汗少，其理何在？林宝瑜一再告诫："进热药而肢厥不回，入寒凉反燥热不已者，此多药不对症，切勿麻痹大意陷入死地。"足见阳气之恢复，不在于附子之用量，而在于君臣佐使之配合得法。阴阳互相依存，互相制约，促进机体生机。若本症忽于重用附子，必将进一步造成阴不恋阳，阴阳两败，汗出气微，肢厥脉绝而亡，则前医之错误将尽归于后医身上，岂不殆哉？病案2则明显实多于虚，且未经误药，故疗程短而顺利。唯被里干而被面湿，此又何解？或亦热气蒸腾于外，譬如潮湿气候"础润而雨"之理乎？林宝瑜亦同意此议。

（六）湿热头痛医案

李某，男，51 岁，农民。1 个月前初感寒热有汗，头身疼痛，十数天后，继续腹痛，里急后重，大便稀，有黏液，每日 5~6 次。经某医院治疗后，泻痢已愈，头痛不止，于 1963 年 8 月 19 日住院治疗。血常规：白细胞 9×10^9/L，中性粒细胞比例 62%，淋巴细胞比例 38%。尿常规：色黄浑，黏液少许，尿蛋白极微，白细胞（++），上皮细胞少许。体检：心、肺、肝、脾正常。经用链霉素、土霉素、复方氨基比林等及灌肠，计 5 天未效，转中医治疗。

患者面黄目赤，舌苔微黄浊，略湿不干，头痛如刀劈，已历 11 天，午后晚间加剧，不得睡。口多涎，胸烦不欲食，强之亦能进一小碗。声音如常，口不渴，尿红，大便 3 天不通。昨天虽经灌肠，仍无大便排出，无腹痛，按之软。两脉滞，尺部重按滑而有力。

本例以头痛为主症。头为诸阳之会，故三阳之病皆有头痛。本例开始系由寒热头痛而起，十数日后，继发滞下。病经一月，寒热罢，滞下除，而头痛始终不愈，则病之不涉于表，而在于里。口多涎而无干呕、吐涎沫等症状，知非吴茱萸汤证；若系老年阳气衰少，阴血不足，下虚上盛所致，则舌应淡红，脉应虚软，痛必由鱼尾上侵头部；且阳气衰颓，不至大便 3 日不通，尺脉滑而有力。如以里实而论，则本例头痛可以排除表证、厥阴、阳虚、血亏及阳明里实等。

盖患者有痰饮宿积滞于胸中，外挟暑热之邪，暑湿搏结，而成滞下。今痢虽止，而积热秽浊之邪未清。清阳不升，邪火上迫清空之窍，经络不通，脉道阻滞，致头痛久久难愈。其脉弦滞不身热者，邪伏于内；尺脉滑者，下焦肝肾火之有余；舌微黄浊而不燥裂生刺，口不渴而反多涎者，胃肠运化受阻；其眼赤、小便红、胸中烦、不得寐者，系邪火郁热所致。此时因身无大热、大汗、大渴，故不用知母、石膏；证属实热非虚烦，故不取栀子、淡豆豉。拟取陷胸及大黄泻心汤意，以荡涤湿热。

处方：瓜蒌子 12g，黄连 3g，煮半夏 6g，大黄 9g，玄明粉 9g，当归 4.5g，白芍 9g，生薏苡仁 24g，枳壳 6g，菊花 6g，鸡苏散 12g，水煎服。

方中瓜蒌子、黄连、煮半夏豁胸中郁结之痰热；大黄荡下，玄明粉润燥，助大黄下行；当归、白芍养血和阴；薏苡仁利湿；枳壳疏滞；鸡苏散祛未尽暑热；菊花清在上之风热。合之为润燥、涤下、豁痰、辟秽、疏风、清暑之剂。一服通燥屎 2 枚，痛势即略减；再服，又下坚屎一些，少兼黏液，痛大减，能睡。再用前方去大黄、玄明粉、黄连，服 5 剂痊愈出院。

（七）暑热久郁医案

李某，女，20 岁，农民。1961 年 9 月 1 日因感暑而病，有寒少热多、头痛、口渴等症。经服芳香祛秽、辛凉透解之剂，热势略减，头痛、口渴较松。翌日午后潮热又甚，头痛难忍，转求西医，经输液及各种抗生素治疗，住院 40 多天，体温 38~40℃，无汗，大便 2~3 天行 1 次，干枯。患者仍头痛难受，食欲不振，口干，不甚渴，耳聋，筋颤，舌苔灰浊垢，尖粗。胸、腹、四肢、面部均有皮疹瘙痒。脉弦小急。于 10 月 11 日转中医治疗，症如上述。本症属于暑热久郁，气分不宣，营阴受燥，阴伤不能作汗外越，邪滞上焦气分，无从发泄，故舌见浊垢而尖粗。脉弦属风，急属火，小为营阴不足。暑邪迫于上，故头剧痛，两耳无嗣。燥于里则大便艰而秘结，筋失濡润而颤动，蒸热而渴不多饮，缘每日有葡萄糖滴注以补充体液，尚可救焚。暑热郁于肌表，因有皮疹瘙痒者，亦足证正气尚可敌邪；邪有外达趋势。症虽已历 40 余天，但无烦躁、神昏、谵语等邪传心包逆症，故仍系暑热久郁，治从辛凉透疹、清暑益阴。

处方：六一散 18g，连翘 12g，淡豆豉 12g，栀子 9g，青蒿 3g，葛根 9g，金银花 9g，菊花 6g，知母 9g，白薇 6g，地骨皮 9g，生地黄 9g。

二诊：服 2 剂后，通硬粪 2 枚，微汗出，热见减，皮疹渐消，头痛、身疼亦减，舌苔尖红根浊，脉弦濡数。虑其余烬复燃，原方去葛根、淡豆豉之升提，增龟甲 24g（先煎）、天花粉 12g，以消营泻肺。

三诊：大便通畅，有汗，身凉，疹退，脉濡小，精神舒服要求出院，再予原方配服 2 剂而痊愈。

按 本证始终因邪滞上焦气分，舌垢，无汗，病程虽久，而病机仍不离于气。其皮疹瘙痒，乃属腠理阻抑，邪热不得伸，自有异于暑热内侵，营血热炽之发斑疹而从里论治，故辛凉疏解一投而气分宣，邪热泄，阳不内聚，阴可外达，一汗而外之热除，终获显效。

（八）水肿医案

病案1

郑某，女，4岁，福清人。患肿胀病将近半年。初时脸浮，渐及全身，经服中西药甚多，未见效果。症见全身浮肿，喘气，无寒无热，无汗，无咳，舌淡苔白，眼胞肿闭不开，腹胀脐突，四肢如钵，饮食不能进，二便极少，脉沉石不能触及。本病当系久病，脾、肺、肾三经气阻，以致水蓄不行。根据古人治水大法，首重脾、肾。今气喘脉沉，因脾土虚弱。证属本虚标实，尤幸患者大便尚无溏滑，得经药力，师"急则治标"之旨，取家传蒲银丸以开泄水道。

处方：蒲银肉15粒（压去油，蒲银肉即芫花子），大黄米1g，甘草末1g，米饭适量，为丸，清晨空腹服。服药后，两日间水泻七八次，量甚多，水肿已消十之一二，喘平，脉得应手，喜其有效，续进前药1次，后以逼地挂（即牛插鼻）研末调炒鸡蛋内服，间用健脾补肾利水等30余剂获痊愈。

病案2

蔡某，男，福清人。肿胀气喘，病已月余，日渐增剧。无寒无热，不渴，大便微溏，小便点滴不通。舌白苔滑，脉沉石重按不鼓。初认为肾虚火微，膀胱气化无权，寒水侮其所不胜之候，取济生肾气丸为汤予之。服后，便不得下，肿喘更甚。后经中西医配合治疗，其势依然有加无减，最后经由海口张玉书先生按急则治标原则施以决渎三焦法。

处方：赤茯苓30g，白术30g，白茅根60g，鸡内金9g，佛手18g，麦芽30g，陈皮9g，大腹皮9g，苦参90g，枳实9g，大黄18g，芫花9g，厚朴15g，商陆30g。连服4剂，大吐大泻，肿喘消除。回家后，适当增加营养，至今未见复发。

按 "急则治标"是中医学对疾病在紧急状况下，施以权变的治疗办法。林宝瑜曾治疗2例危重水肿患者，一例运用"急则治标"之法治愈；一例经治疗1次，未敢即采用此法，后转院经由张玉书先生采取"急则治标"之法完全治愈。

20年前，林宝瑜曾见过福州著名水肿专科专家萧乾中老先生，萧先生的处方多离不开大黄、玄明粉、瓜蒌子、五加皮等。当时林宝瑜很推崇《景岳全书》，遇水肿病很喜欢用肾气汤。萧老先生的用药原理，林宝瑜一时想不通，至于久，乃悟水肿病的疗法，关键在于如何快速把水邪排出体外，以不严重损害患者体力为唯一治疗原则。所以治疗本病，应以阳气为重，或助表阳发散以逐水，或温运中阳，健脾化湿以消水，或补益气血，加强其生发之能以行水，或壮其命门，益火之源以消阴翳而除水。唯水肿病至于极端剧烈之时，多虚实错综，标本兼急，此时于临床上，就要灵活掌握，不能墨守成规，宜应用"急则治标"权变治法，采取"去菀除莝，开鬼门，洁净府"的对症措施，每可奏奇效。这里也要指出，水肿病患者脉搏都是沉小郁结或沉石不鼓，此时若能设法通利二便，待水邪泄，脉息自易显露于外。唯在于"本急"的患者，则又非本法之所适合的了。

（九）麻疹热邪内陷医案

薛某，女，5岁，因患麻疹于1964年1月4日住院。患儿出疹已4天，至今未消退。今日发高热（39.5℃），咳嗽频剧而喘，不能进食，口干，尿少，大便稀，每日4~5次，神志清楚，较疲乏。双侧鼻煽，呼吸急促，咽红，颈软，皮肤暗红色。听诊：心脏无异常，双肺满布湿啰音，叩不浊。其他无异常发现。血常规：白细胞$12.7×10^9$/L，中性粒细胞比例79%，淋巴细胞比例21%。入院诊断：麻疹并发支气管肺炎。经输液和抗生素等治疗1天，效果不显。第2天患儿高热烦躁不安，谵语，体温突然下降，神志不清，眼球不灵，不能食，声音嘶哑，大便带血，口唇干，咽红。心肺无异常。颈略有抵抗，克尼格征阳性，巴宾斯基征阳性。脑脊液检查：无色清液，糖50mg，蛋白阴性。X光胸部透视：心肺无异常。粪常规：白细胞（++），蛔虫、鞭虫卵少许，并找到变形虫。西医认为患儿肺部水泡音甚多，考虑不能再行输液，除予适量抗生素、维生素等外，停用其他西药，请中医会诊。

1月6日下午，其祖母代诉：患儿疹出4天，至膝上即陷没不透。昨天体温突然下降至35℃，脸色苍白，全身见不到疹子，昏睡，瞳孔不灵，触之目不交睫。饮食汤水不得下，昨天起已用鼻饲。尿少，大便脓血黏臭，每日4~5次。指纹沉伏，脉沉细小略数。舌绛苔浊。

中医诊断为阴虚火盛，疹毒挟火邪内郁。治宜解毒清热。

处方：白头翁4.5g，黄芩4.5g，黄连3g，白芍6g，金银花6g，葛根6g，竹茹9g，枳壳1.6g，米蒲1.6g，甘草1.6g，水煎鼻饲。

二诊：神志略清，体温不高，指纹犹滞，脉沉细数稍有力，仍不能发声，口干舌绛，大便黏臭，脓血减少，乃里热略减之征，再用前方水煎鼻饲。

三诊：体温正常，神志清醒，舌质红苔黄浊，头身微汗，能呼腹痛，脉弦小，饮食不进，尿少，大便黄黏臭，无带血，仍宜清热养阴。

处方：竹茹9g，麦冬9g，白芍9g，沙参9g，甘草1.6g，金银花6g，石斛6g，白头翁4.5g，枳壳4.5g，黄连1.4g，黄芩3g，水煎鼻饲。

四诊：大便略结，体温正常，精神清爽，舌转润，略能进食，脉弱小，尚须养阴清热。

处方：福参9g，沙参9g，竹茹9g，石斛6g，白芍6g，白头翁4.5g，金银花4.5g，甘草1.6g，枳壳3g，黄芩3g，黄连1g，水煎服。

五诊：体温升至38℃，脉弦细数，精神复不振，舌红苔燥口渴，每日呕吐2~3次，大便黏腻无血，每日3次。再拟清肃里热佐以养胃、通窍之品。

处方：白头翁4.5g，甘草1.6g，枳壳1.6g，秦皮6g，板蓝根6g，白芍6g，金银花6g，米蒲1g，黄连1g，莲子9g，竹茹9g，水煎鼻饲。

六诊：热退微得汗，脉浮缓，能喝牛奶，精神佳，能说话，大便带泡沫状无血，再照前方给服。

七诊：体温正常，精神活泼，胃纳增加，大便每日2次，有泡沫状。粪常规示蛔虫、鞭虫卵少许，未发现变形虫。家属要求出院，给予养阴培土清除肠热之剂带回家服。

处方：莲子9g，福参9g，竹茹9g，白芍6g，甘草1.4g，枳壳1.4g，黄连1g，白头翁4.5g，山楂4.5g。20日后随访已痊愈。

四、媒体报道

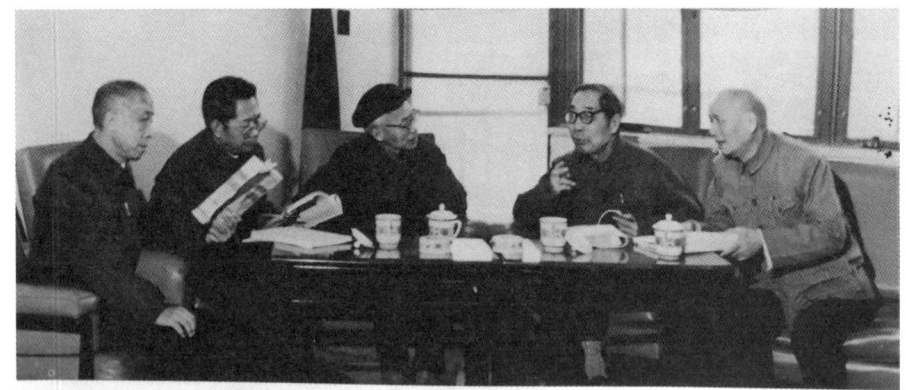

叙事

福州中医药文化保护传承的集体记忆（下）

福州市政协文化文史和学习委员会 编

陈如琨（中药） 黄永融（内科） 陈鳖石（外科） 孙幼椿（妇科）
庄子长（中西医结合内科） 林鞠初（内科）

福州市

吴云钦（草药医） 倪少楼（内科） 陈守基（内科） 林泳梅（针灸）
宋鹤年（内科） 刘少山（妇科、温病） 林如高（骨科） 王著础（儿内科）
王观滔（外科、痔管） 郑孙谋（内科） 林景堂（儿科）

（三）福建省振兴中医大会表彰的128位省名老中医（1985年）

王著础	王克澄	王鸿珠	王荫亭	倪筱楼	史国桢	兰心孚	卢志安
叶俊德	叶瑞鼎	叶华林	邓梦肖	刘少山	刘保尚	刘耀南	刘志扬
刘昌盛	朱锡光	朱财木	朱清禄	朱永定	纪泽元	孙崧樵	许桂树
李敢志	李良官	李学耕	李笑风	李良村	肖 熙	肖泽梁	肖子精
严秋丞	严守正	吴云钦	吴树义	汪济浩	汪济美	苏志元	苏瑞周
苏明灿	余春林	沈国良	沈润泉	阮克昌	陈忠平	陈树榕	陈雨苍
陈明见	陈宜根	陈守基	陈应龙	陈德基	陈祖福	陈文质	陈国治
陈济哉	陈维楷	林子炎	林可华	林 崑	林如高	林景堂	林耕儒
林宝瑜	林泳梅	林庆祥	林节藩	林启鸿	林扶东	周绍奇	周石卿
周春辉	杨护生	杨希贤	杨泽洪	杨先知	邹素庵（女）		邹金林
邵明雨	罗庆球	邱联奎	俞长荣	俞慎初	俞焕章	赵 菜	郑孙谋
郑子沧	郑辅友	郑幼年	郑良怀	郑国良	施尝赐	张锡如	张志豪
张绍宗	柳增荣	洪孝华	骆安邦	高筆滨	高雨生	高兴宝	翁逎恭
留章杰	唐振玉	贾喜昌	盛国荣	黄守林	黄宗勗	黄大钦	黄庭翼
黄奕九	黄金朝	黄长财	黄木生	黄德星	康良石	郭玉椿	梁子超
曾益谦	谢培英	蒋恭兴	傅若谦	廖连穆	潘鸿恩	蔡友敬	蔡其书

注：1985年8月29日至9月2日，福建省人民政府召开"振兴福建中医大会"表彰从事中医药工作30周年以上人员共1670人。其中名老中医128名。

第五节 第七代林兴江

一、医事传略

第七代传人林兴江老先生（1922—2015），主任医师，原福州市郊区第一届政协副主席，从医 70 余载，90 余岁高龄仍坚持在案前为广大求诊患者解决病痛疾苦。不论刮风下雨，每日天刚作白，就有患者早早等在门前求诊。林兴江治学严谨，医术精湛，被患者誉为"菩萨神仙"，亦有许多外地患者慕名来榕。改革开放后，不断有人邀请林兴江先生到埠外发展，他都婉言谢绝了，因为他深觉福州才是根。1994年，林兴江注册成立福州壶山医学研究所，努力推进福州壶山林氏中医内科建设，不仅是为了将壶山林氏中医的金穗洒满神州，更是为了能把祖国传统医学事业更好地传、帮、带下去。

林兴江积极参加郊区政协工作，多次带队赴偏僻山区巡回义诊。在繁忙的门诊工作之余，努力整理壶山林氏中医内科医案典籍，主持完成中医药重点课题"壶山医统考注"，撰写出版《壶山验案荟萃》《女科方歌方解》等专著，发表《胃炎胶囊治疗慢性萎缩性胃炎 100 例分析》等数十篇学术论文。同时，林兴江多次应邀出席中医内科学术研讨会并在大会宣读论文，如全国中医内科学会痹病、脾胃病第四次学术研讨会、二届二次中华全国中医学会内科辨证检测学术研讨会、第五届全国中医各家学术理论暨临床应用学术研讨会、全国中医药研究成果交流与学术发展研讨会等。他应邀出席世界华人和平建设大会。

林兴江主研的"清热化痰口服液新药研制"科研项目，于 1996 年获中华人民共和国国家卫生健康委员会审准，于临床推广应用。林兴江研制的复方健胃片、胃炎胶囊、三叶通便冲剂等新药，疗效显著。1985 年，林兴江获福建省人民政府颁发的 30 年从事中医药工作荣誉证书；2000 年荣获福建省卫生厅科技进步奖二等奖；2001 年获福建省人民政府科技进步重大贡献奖。2015 年 3 月，林兴江老先生溘然仙逝，享年 93 岁。

二、学术特色

（一）重视机体阳气

林兴江认为阳气是维持人体生命活动的物质基础，也是脏腑功能活动的原动力，人体生机全赖阳气，阳气充足，营卫自和，血液流畅。若七情思虑过度，则虚其脏气，使机体阴亏于下，阳胜于上。机体阴阳相对平衡，阴阳互根，或阴阳消长，或阴阳互为制约，都应在机体正常范围内，如果被邪气侵袭或受到不良情绪的刺激，都会使阴阳失去平衡而变生疾病。忧思过度或久郁，阳气不展，机体清阳不升，浊阴不降，日久血行瘀阻，气滞血瘀，损伤心脾。心主血脉，心脉不畅，可见心悸、胸闷、胸痛等。

"有气则生，无气则死"，由于人体的气分布于不同的部位，有不同的功能，因而名称繁多，诸如卫气、胃气、肺气、肾气、阳气等。但阳气是生命之大本，诸气之基础，各种气必须依赖阳气才能化生。《素问》曰："阳气者，若天与日，失其所，则折寿而不彰。"明代张介宾也把阳气喻作"天之红日""人之大宝"，并认为"凡通体之温者，阳气也；一生之活者，阳气也；五官五脏之神明不测者，阳气也"。因此可知人体"死生之本，全在阳气""生化之权皆由阳气"。人体寿夭强弱以及疾病的产生、变化、发展均在于机体阳气的盛衰。如阳气偏盛、偏衰，就会导致机体阴阳失去平衡，引起脏腑气化功能失常，从而产生一系列外在的症状。

伤寒病虽多种多样，但不外六经之分证，产生的主要原因在于个体阳气的差异。三阳病多见其热其实，三阴病多见其虚其寒。三阳病之热实，是机体阳气充沛，即阳胜则热则实，故用药易见效；三阴病之虚寒，是机体阳气虚弱，阴盛则虚则寒，故用药易缓、变幻多。因此伤寒病，不死于三阳经极重之时，而死于三阴经衰竭之日；不死于热渴烦躁，谵妄狂乱，而死于吐利腹痛，厥逆无脉。

（二）重视情志致病

当今社会，学者提倡"社会—心理—生物"的医学模式，因此医者在临床上应重视患者的情绪变化与疾病的关系。林兴江认为，治病过程中应时时关注患者的情绪。中医学认为七情是致病因素之一，七情内伤可扰乱人体气机，进而造成脏腑功能紊乱，百病由此丛生。情志异常，不仅是导致疾病的原因，而且在疾病的转归过程中起了重要的作用，在疾病治疗过程中，引导患者产生积极情志活动，保持乐观情绪，可加速疾病的痊愈。《丹溪心法》曰："气血冲和，百病不生；一有怫郁，百病生焉，故人身诸病，多生于郁。"这就是说，郁使情志受到损伤，气机结聚，心神损伤，而产生各种病理变化。

人体的气，是不断运动着的具有很强活力的精微物质。它流动于全身，内至脏腑，外及形体、肢节、经络、九窍，无处不到。正是由于气的不断运动和变化，才产生了人体的各种生理活动。气的正常运动，必须具备2点：一是气升降出入之间的平衡协调；二是气运行通畅而无阻碍。若由于情志变异，影响气的正常运行，使升降出入平衡失调，或运行不畅，阻滞不通，即可产生各种病证。明代张景岳曰："气之在人，和则为正气，不和则为邪气。凡表里虚实，逆顺缓急，无不因气而至，故百病皆生于气。"情志变异而致病，主要是扰乱气机，在具体表现上，各种情志变异扰乱气机的机理又有偏异。《素问》曰："余知百病生于气也，怒则气上，喜则气缓，悲则气消，恐则气下，惊则气乱，思则气结矣。"叶天士医案里曾提及，五志过极皆为火，但非六气外来，此由内而生。情志变异可致生气郁，气郁日久化火生热，火热内灼，又可耗伤阴血，而见郁热。

情志发病，以直接内伤脏腑为主。情志异常首先作用于心，继而又影响不同的脏腑。怒伤肝：肝主疏泄，其气当升，愤怒太过，肝失疏泄，升发异常，或影响脾胃消化；思伤脾：脾主运化而升清，胃主受纳而降浊，思虑过度，可使脾胃气机郁滞，升降不及，运化失常，气血乏源；悲伤肺：肺主气司呼吸，悲哀太过，则损及肺而致肺失宣发肃降；喜伤心：心属火，主神明，以降为顺，心火降而不亢，则神明守舍，过度喜乐，可使心气过于涣散，而心火不得下降，则神不内藏；恐伤肾：肾之藏精，其气以升为主，恐惧过度则伤肾，肾伤则精却，精却则脏气不升，气归于下。

总之，不同的情志伤及心神，继而影响不同的脏腑，从而导致不同的气机病变。一般来说，喜伤心，多见心火不降；怒伤肝，多见升发异常；思伤脾，多见脾气郁滞；悲伤肺，多见肺失宣降；恐伤肾，多见肾气不升。由于气机升降相因，脏腑相互影响，故情志所伤初则致本脏气机失调，继则致他脏气血紊乱，进而伤及五脏，导致多种病变。因此，辨证过程中，应重视情志致病。

三、医话医案

（一）论治胃痞

胃痞最早见于《黄帝内经》，书中有"痞满""痞痛""痞"等病名，且"否"与"痞"通。《素问》云："备化之纪，气协天休，德流四政，五化齐修……其令湿，其脏肿，其病痞。"又云："太阴所致，为积饮否隔。"再云："病生胁，气归于左，善太息，甚则心痛，痞满腹胀而泄。"《黄帝内经》开痞满研究先河，此后历代医家均有对胃痞的描述，如医圣张仲景有"满而不痛，此为痞""心下痞，按之濡"之说。《类证治裁》载"痞则闭而不开，满则闷而不舒……但不知饥，不欲食"，指出不知饥不欲食，是痞的症状。《丹溪心法》曰："痞者与否同，不通泰也，脾气不和中央痞塞，皆木邪之所为也。"考《说文》载"痞，痛也"，说明痞有兼痛。《东垣十种医书》云："痞者，心下痞而不痛甚也，太阴湿土，主奎塞，乃土来心下而为痞也。"

痞满是由表邪内陷、饮食不节、痰湿阻滞、情志失调、脾胃虚弱等导致脾胃功能失调，升降失司，胃气闭塞而致，以胸脘痞塞、满闷不舒、按之柔软、压之不痛、视之无胀大为主要症状。痞满的基本病机为中焦气机不利，升降失司。历代医家对本病的病因病机认识不一，有主张寒邪致病者，如《素问》"脏寒生满病""备化之纪……其病痞"，以及"卑监之纪……其病留满痞塞"等都是这方面的论述。有主张正虚致病者，如《伤寒论》中所述，"但满而不痛者，此为痞""心下痞，按之濡"，不仅提出了痞的基本概念，并对本病证的理法方药论述颇详，指出该病病机是正虚邪陷，升降失调，拟定了寒热并用。辛开苦降的治疗大法，所创诸泻心汤乃治痞满之祖方，一直为后世医家所沿用。有主张风邪致病者，如《诸病源候论》提出"八痞""诸痞"之名，包含了胃痞在内，论其病因有风邪外入，忧患气积，坠堕内损，概其病机有营卫不和，阴阳隔绝，不得宣通，并对痞作了初步的解释："痞者，塞也。言腑脏痞塞不宣通也。"有提倡脾胃内伤之说者，以东垣为代表，其理法方药多为后世医家所借鉴，尤其是《兰室秘藏》记载的辛开苦降、消补兼施的消痞丸、枳实消痞丸，更是后世治痞的名方。《丹溪心法》将痞满与胀满做了区分："胀满内胀而外亦有形，痞则内觉痞闷，而外无胀急之形。"在治疗上丹溪特别反对一见痞满便滥用利药攻下，认为中气重伤，痞满更甚。有提倡辨证施治者，《景岳全书》对本病的辨证颇为明晰："痞者，痞塞不开之谓；满者，胀满不行之谓。盖满则近胀，而痞则不必胀也。所以痞满一证，大有疑辨，则在虚实二字。凡有邪有滞而痞者，实痞也；无物无滞而痞者，虚痞也。有胀有痛而满者，实满也；无胀无痛而满者，虚满也。实痞、实满者可散可消；虚痞、虚满者，非大加温补不可。"《类证治裁》将痞满分为伤寒之痞和杂病之痞，杂病之痞又分为饮食寒凉伤胃、脾胃阳微、中气久虚、胃虚气滞等若干证型，因寒热虚实之不同而论治，对临床很有指导意义。现在学者认为，慢性萎缩性胃炎多是虚实夹杂，病机关键为气虚血瘀。前人从血瘀论治痞满的论述很少，从现代微观辨证的方法去分析慢性胃炎，尤其是萎缩性胃炎合并胃黏膜非典型增生、肠上皮化生等癌前病变，很多属于血瘀证，用益气活血祛瘀法治疗既可改善痞满证候，也可逆转癌前病变。

  胃痞总的治疗原则是实者泻之，或泄热，或消食，或化痰，或理气；虚则补之，或温中补虚，或益气养血；虚实夹杂者消补并用。

1. 邪热内陷

胃脘痞满,灼热急迫,按之满甚,心中烦热,咽干口燥,治以泄热消痞、和胃开结,方以大黄黄连泻心汤加减。大黄泄热消痞,和胃开结,黄连、栀子清热燥湿,半夏和胃燥湿,厚朴理气燥湿,石菖蒲芳香化湿、醒脾开胃。

2. 饮食停滞

脘腹痞满,闷塞不舒,进食尤甚,拒按,嗳腐吞酸,恶心呕吐,大便不调,矢气频作,臭如败卵,舌苔厚腻,脉滑,治以消食和胃、行气消痞,方以保和丸加减。本方消食导滞,和胃降逆,其中山楂、神曲、莱菔子消食导滞、行气除胀。

3. 痰湿内阻

脘腹痞塞不舒,胸胁满闷,头晕目眩,身重困倦,呕恶纳呆,口淡不渴,小便不利,舌苔白厚腻,脉沉滑,治以除湿化痰、理气和中,方以二陈汤加减。制半夏、藿香、苍术燥湿化痰,陈皮、厚朴理气消胀,茯苓、甘草健脾和胃。

4. 肝郁气滞

脘腹痞闷,胸胁胀满,心烦易怒,善太息,呕恶嗳气,呕吐苦水,大便不爽,舌质淡红,苔薄白,脉弦,治以疏肝解郁、和胃消痞,方以越鞠丸合枳术丸加减。香附、川芎疏肝散结、行气活血,苍术、神曲燥湿健脾、消食化滞,栀子泻火解郁。

5. 脾胃虚弱

脘腹满闷,时轻时重,喜温喜按,纳呆,少气懒言,语声低微,舌质淡,苔薄白,脉细弱,治以补气健脾、升清降浊,方以补中益气汤加减。黄芪、党参、白术、炙甘草益气健脾,升麻、柴胡升举清阳,当归养血和营。

(二)论治痉病

痉病首见于《素问》"诸痉项强,皆属于湿,诸暴强直,皆属于风"。至汉代张仲景,又有所发。《金匮要略》云:"病者身热足寒,颈项强急,恶寒,时头热面赤目赤,独头动摇,卒口噤,背反张者,痉病也。""太阳病,发汗太多,因致痉。""夫风病,下之则痉,复发汗,必拘急。""疮家虽身疼痛,不可发汗,汗出则痉。"由此观之，痉病之关于风与湿外，亡津液实为造成其病之重要因素。由于血虚生风，风可生痰生火，于是风、痰、火亦为造成本病的重要因素。历代医家于痉之名称，虽有刚痉、柔痉、阴痉、阳痉、风痰火痉、暑痉、胎前痉、产后痉、破伤风痉等之不同，而治痉之法，除消灭一定因素外，对于平肝、养阴、息风则无二致。

如是则审知其为太阳刚痉，主以葛根汤；太阳柔痉，主以瓜蒌桂枝汤；阳明实证致痉，主以大承气汤。其他有以加减小续命汤，用于六经风中致痉者，然此乃对伤寒而言。倘知其湿热致痉，则必以苦辛宣通，淡渗利湿，辛凉泄热，疏风镇痉，如三仁汤加菊花、钩藤、僵蚕、至宝丹等主之。倘湿邪化火入里，热烁津液为痰，所谓风火痰痉，则用清营汤、清心牛黄丸、至宝丹、紫雪丹等凉血泄热、息风镇痉。夏、秋二季流行性乙型脑炎（简称乙脑）流行，易致痉厥，旧称暑温，必须大剂清瘟解毒镇痉，用清瘟败毒饮、银翘散、六一散、栀子豉汤、安宫牛黄丸等，或板蓝根、大青叶、大蓟汁、地龙、蜈蚣、鲜白茅根、葛根、白芍等，效果极佳。此外，妊娠妇人多肝血不足，突然作痉，《黄帝内经》称"诸风掉眩，皆属于肝"，此时当养血疏肝息风，予羚羊角散合当归散去苦杏仁、薏苡仁、防风、独活、五加皮、木香、川芎，加熟地黄、阿胶等，当有效验。至于产后痉，每因分娩时失血过多，遂致虚风侵袭而作痉，必于祛风镇痉中补气血，可以十全大补汤加黑荆芥、钩藤等。倘阳虚外风多者，则以《金匮要略》竹叶汤主之。又破伤风致痉，现代医学称此病由破伤风杆菌侵犯神经系统所致，而祖国医学用五虎追风汤，即蝉蜕 30g、天南星 6g、天麻 6g、全蝎 2.1g、僵蚕 2.1g。林兴江每于本方基础上加蜈蚣 2 条、木瓜 9g、续断 9g、葛根 9g、天花粉 12g、桑寄生 9g，黄酒煎服，热盛酒可少用，效果极佳。然此只谈及痉之常，未足以达痉之变，须知痉乃急性病中之一种症状，其中错综变化，多边牵连，诚难局限于一定范畴，临证必须详加观察，方不至于迷失方向。另外，古人以本病归之于肝者，乃因肝主筋、藏血舍魂之故，其实此肝即彼脑也，故治痉亦须考虑脑之症。

（三）慢性胃炎从肝论治

慢性胃炎是当今临床常见病，病程长，不易治愈。林兴江在长期临床实践中发现，慢性胃炎虽病变部位在胃，但与肝关系密切。气是构成人体和维持人体生命活动的精微物质，又维持五脏六腑的生理功能。气来源于脾，升发疏泄于肝，且有推动、温煦、防御、固摄和气化的作用。气的升降出入正常，则脏腑功能协调统一。肝主疏泄，以气为用，调节控制机体新陈代谢。《黄帝内经》曰："肝主疏泄，肝失条达，诸病由生。"脾主运化，胃主受纳腐熟，脾胃共同完成水谷的消化、吸收与输布，为气血生化之源。胃为多气多血之腑，肝为储血之脏，脾为统血之脏，故肝与胃在生理上密切相关。

胃痛的病因虽多，但其发病机理有共同之处，即"不通则痛"。例如肝主疏泄而喜条达，若情志不舒，肝气郁结，横逆犯胃则见胃痛；若肝气郁结，日久化热，邪热犯胃，可见胃脘灼痛；若肝气久郁，可见化火伤阴，出现胃痛、大便干结、口燥口干等症状；若肝气郁久伤阴，可见胃痛隐隐、大便干结、舌红少苔少津、脉细数等症状。肝随脾升，胆随胃降，肝木疏土，助其运化之功，脾土营木，成其疏泄之用，肝郁气滞，亦可犯侮脾胃，脾胃不健，肝气常易乘虚侵犯，故临床常见胃脘疼痛等症状。

林兴江治疗慢性胃炎从肝着手，取得较好疗效，现简述如下。

1. 疏肝理气止痛法

林某，男，26岁，1993年11月30日初诊。患者患胃病已久，在当地医院行胃镜检查，诊断为慢性胃炎，服用过多种中西药，但效果不显。症见胃脘不舒，时有闷痛，食少，形体消瘦，面色苍白，舌质淡红，苔薄浊，脉细弦。

治宜疏肝理气止痛，方取仲春散加减。

处方：茵陈15g，麦芽15g，柴胡5g，砂仁3g，白芍9g，枳壳9g，川楝子9g，延胡索9g，厚朴9g，陈皮9g，佛手9g。服药3剂后，症状均减，又守上方加减调治月余，肝气条达，脾胃升降有序，胃肠舒畅，痛消食增，诸症好转。

2. 疏肝理气泄热法

张某，男，36岁，工人，患慢性胃炎多年，1994年12月3日初诊。症见胃脘疼痛，大便秘结呈羊屎状，口干口苦，小便短赤，夜寐多梦，舌质红，苔黄腻，脉弦数。此乃肝气郁久化热，邪热犯胃而致。

治宜疏肝理气泄热，方取仲春散加减。

处方：柴胡5g，茵陈15g，白芍9g，川楝子9g，延胡索9g，黄芩9g，大黄8g，黄连6g，每日1剂。连服3剂，大便通畅，疼痛好转，上方减大黄，加牡丹皮6g、栀子6g，续服1周，火降气顺，疼痛亦止。

3. 疏肝和胃养阴法

李某，女，35岁，教师，患慢性胃炎已久，1995年3月15日初诊。服用过中西药，但症状不能根除，胃脘总见隐隐作痛。口干欲饮，大便干结，乏力，食少，舌质红，苔绛少津，脉细数。此乃病久伤阴，胃失濡养。

治宜疏肝和胃养阴，方取一贯煎加减。

处方：沙参15g，麦冬12g，白芍12g，川楝子12g，生地黄12g，枸杞子12g，延胡索5g，甘草4g，佛手9g，每日1剂。连服1周，诸症稍减，续服1个月，症状基本消失。

4. 疏肝健脾和胃法

陈某，女，50岁，干部，1995年7月10日初诊。患者胃痛8年，多次行胃镜检查，确诊为慢性胃炎。平时经常泛吐清水，胃痛反复发作，头晕乏力，喜温喜按，四肢乏力，时有呕吐清水，大便溏薄，舌质淡，苔白，脉细弱。此为气虚中寒，脾运不健所致。

治宜疏肝健脾和胃，方取柴胡疏肝散合黄芪建中汤加减。

处方：柴胡8g，郁金8g，党参15g，黄芪15g，白术9g，陈皮9g，法半夏9g，茯苓9g，木香5g，檀香5g，每日1剂。前后调治月余，诸症消失。

(四)白血病医案

1. 热毒炽盛证

黄某,男,23岁,福建长乐人。经血液细胞学检查,确诊为急性淋巴细胞白血病,院方发出病危通知书,后其兄邀林兴江出诊。1973年11月12日初诊,症见发热头痛,面赤烦躁,鼻衄齿衄,咽红肿痛,口渴欲饮,舌质红,苔黄燥,脉洪大而数。

此乃一派热毒炽盛之象,治宜清热泻火、凉血解毒,方取黄连解毒合犀角地黄汤加减。

处方:黄连9g,黄芩9g,黄柏9g,生栀子9g,金银花30g,石膏60g,生地黄15g,犀角3g(磨冲),牡丹皮10g,牛蒡子10g,桔梗10g,连翘10g。水煎服。

按 患者曾多次食狗肉、饮高粱酒等,以致热毒蕴积肠胃,一旦感受外邪,内外交蒸,邪火弥漫三焦,灼络动血,其势发叉。当此之时,急须大剂清热泻火、凉血解毒以挽狂澜,待肺胃清肃,三焦火降,则衄血自解。故方取黄芩清肺火,黄连平胃火,黄柏泻肾火,栀子统泻三焦之火从膀胱而出,犀角、生地黄、牡丹皮凉血解毒,牛蒡子、桔梗、金银花、连翘清解咽喉毒热,重用甘寒透达之石膏,既能透表解肌,又能止渴除烦。全方共奏清热泻火、凉血解毒之功。经过5个月左右中草药治疗,症状悉减,病情完全缓解,经多次血液细胞学检查趋于正常,患者自动要求出院。患者回家后,身体渐渐强壮,但后又肆意进食姜、蒜、葱、酒等,导致急性复发,终因大量出血而死。

2. 痰热郁滞证

包某,男,48岁,工厂司机。患者始见发热、咳嗽等感冒症状,先经厂医治疗无效,后经某省级医院血液细胞学检查,确诊为急性单核细胞白血病。患者暂停服用西药,于1974年8月29日邀请林兴江诊治。症见形体肥胖,意识模糊,神志呆钝,胸脘痞闷,呼吸粗短,咳嗽痰多黄黏,大便数天未通,小溲短赤,舌质红,苔黄腻,脉滑大。

治宜清热涤痰、化湿通腑，方取小陷胸汤合礞石滚痰丸加减。

处方：瓜蒌15g，黄连10g，法半夏9g，礞石30g（先煎），沉香6g（后入），大黄6g（后入），黄芩9g，川贝母12g，枳壳5g，石菖蒲10g，玄明粉6g（冲入）。水煎服。

按 患者素体湿盛，外感温热之邪，邪袭卫表，肺失宣肃，津液凝聚而成痰，痰热互结，故有是证。方中瓜蒌、川贝母、法半夏清热涤痰、宽胸开结；黄连、黄芩清热泻火；重用礞石攻逐顽痰；肺与大肠相表里，故取大黄、玄明粉一可荡热去实，以开下行之路，二可导湿热痰浊从大便而出；沉香、枳壳、石菖蒲既能理气宽胸，又能开窍通心。全方有清热涤痰、化湿通腑之功效，故服药数剂，痰湿解，邪热去，体温降，诸症悉减。后又对症服药百余剂，缓解出院。纵观全程疗法，始终以治痰宁肺为主。古云"百病多因痰作祟"，于此亦有一定道理。

3. 阴虚血热证

黄某，女，20岁，患急性单核细胞白血病，住某省级医院已月余，院方多次发出病危通知。1975年2月3日林兴江应邀出诊。症见骨蒸潮热，手足心热，腰膝酸软，头晕目眩，咽干口燥，月经量多鲜红，大便干，溲短赤，舌质红绛，脉细数。

治宜滋阴降火、凉血止血，方取知柏六味丸加减。

处方：生地黄20g，知母15g，沙参15g，麦冬15g，黄柏10g，牡丹皮10g，白芍10g，山茱萸12g，仙鹤草12g，侧柏叶12g，犀角3g（磨冲）。水煎服。

按 患者开始是感受温热之邪，呈现一派热毒炽盛证候，现病已月余，且经过数次化学治疗损伤精血，故见阴虚血热之象。肝藏血、肾藏精，精血与阴液同出一源，阴虚生内热，故见骨蒸潮热、手足心热等一派内热之象。根据"壮水之主，以制阳光"之旨，方中主用生地黄、知母、山茱萸、沙参、麦冬滋肝肾之阴以培其本；辅以黄柏泻肾火并坚阴；并以犀角清血中余毒。患者连续服中药半年，症状缓解后出院。后追访因家庭困难，中断服药，且又从事农活，终因过度劳累而白血病复发死亡。

4. 气血两虚证

余某，男，25岁，患急性粒细胞白血病数月。1980年1月2日初诊，症见少气乏力，言语低微，面色苍白，头晕目眩，不时心悸，体倦肢酸，纳少便溏，舌淡苔薄，脉细弱。

治宜健脾益气、补血养心，方取归脾汤加减。

处方：朝白参15g，黄芪30g，白术10g，炙甘草6g，当归6g，酸枣仁15g，熟地黄15g，阿胶15g（烊化），远志4g，木香4g。水煎服。

按 患者病久不愈，且经化学治疗有气随血脱之状，病情重笃，恐生变，宜益气固脱，挽救垂危，因有形之血生于无形之气，故方中主用朝白参、黄芪、白术、炙甘草大补脾肺元气，以裕生血之源；更用当归、阿胶、熟地黄益血和营；佐以酸枣仁、远志宁心安神；木香理气醒脾，使补而不滞。如此，阳生阴长，脾健气旺血生，服药数十剂，诸恙逐渐好转，缓解年余而死亡。

5. 气滞血瘀证

黄某，男，48岁，大学讲师。患急性单核细胞白血病，住某省级医院已数月。1974年11月19日初诊，症见形体消瘦，面色晦暗，精神萎靡，两胁胀痛，肝脾明显肿大，全身浅表淋巴结肿大，四肢有散在性瘀斑，舌红苔薄，舌边有瘀黑点，脉沉而涩。

治宜活血化瘀、益气补血，方取桃红四物汤加减。

处方：桃仁10g，红花10g，当归10g，赤芍10g，熟地黄15g，丹参15g，黄芪15g，牡丹皮5g，炙甘草5g，川芎5g，三七5g。水煎服。

按 患者病已数月，正气已衰，出现虚实夹杂证候，虚则气弱血虚，实则气滞血瘀，故主以三七、红花、丹参、牡丹皮理气祛瘀、通络止痛；以四物汤行血养血；以黄芪、白术、山药、炙甘草健脾益气，宗仲师"善治病者，唯在调和脾胃"之旨，可使瘀去络通，气行血活。服药百余剂，又缓解2年多后死亡。

（五）自拟方临床治验

中医药发展历史悠久，对保障人民健康起着至关重要的作用，但存在煎药麻烦、苦口难进的缺点。林兴江能将有效经验方改为散剂，服用方便，用于各种急性病、慢性病的治疗，现总结如下。

1. 人参川贝散

该散由西洋参、川贝母、百合、郁金等中药碾末为散剂，每次服 5g，每日 3 次。人参川贝散具有补益气阴、宣肺止咳的功效，临床多用于治疗经久不愈的慢性咳嗽。林兴江认为，咳嗽多由外感与内伤所致，临床部分患者咳嗽经久不愈，根据中医"久病必虚""久病必瘀"的理论，林兴江取西洋参、百合，补气益阴兼润肺止咳；取川贝母、郁金宣肺解郁、化痰散结。本方治疗各种久咳，效如桴鼓，且为散剂，服用方便。临床也可运用于喘证、肺痨等。

患者，男，58 岁，农民，患慢性支气管炎 5 年余，因外感诱发宿疾，出现咳嗽、痰白已 3 个月。曾服用过抗生素、抗过敏药和止咳药，但咳嗽不能根除，于 1997 年 5 月 21 日求诊。胸部 CT：双肺纹理稍增粗。血常规基本正常。辰下见咳嗽痰黏，胸闷气短乏力，舌质淡红，苔薄，脉细数。林兴江四诊合参，诊为咳嗽，属于气阴两虚、痰湿内阻。取人参川贝散，每次服 5g，每日 3 次。服药 1 周，咳减一半，又服药 2 周，咳嗽基本消失。

2. 白蔻川贝散

该散由豆蔻、白及、川贝母、厚朴、海螵蛸等中药碾末为散，每次服 5g，每日 3 次。白蔻川贝散具有健脾和胃、理气止痛的功效。临床多用于胃溃疡、十二指肠溃疡及急慢性胃炎。

患者，男，36 岁，工人，胃痛反复发作已 3 年余，被诊断为十二指肠球部溃疡。经中西医治疗，症状反复发作，无法根除。1998 年，求诊于林兴江。症见胃脘闷痛，时有泛酸，饥饿时痛甚，舌质红，苔薄白，脉弦数。拟诊为胃痛，治宜理气解郁、和胃止痛。取白蔻川贝散，每次服 5g，每日 3 次，温开水送服。1 周后，胃脘疼痛好转，吐酸消失。后坚持每天服药 5g，又服药 1 个月，诸症消失，十二指肠球部溃疡基本愈合。后改为每日服药 1 次，每次服 5g，连服 1 个月，十二指肠球部溃疡愈合。白及生肌止血，海螵蛸收敛止血、制酸止痛，二药合用即古方乌及散，是治疗胃痛、胃出血的验方。海螵蛸与川贝母二药合用，即古方乌贝散，治疗胃痛吐酸，效如桴鼓。

3. 清肠散

该散由黄连、黄芩、木香、枳壳、野麻草等中药碾末为散，每次服5g，每日3次。清肠散具有清热导滞、理气止泄的功效。临床多用于急慢性肠炎。

患者，男，45岁，教师。1997年3月8日初诊。自诉昨晚参加婚礼，宴席后出现小腹闷痛，大便日行5次，伴有里急后重感，小便短赤，舌质红，苔薄白，脉滑数。治宜清热导滞，理气止痛。取清肠散，每次服5g，每日3次，温开水送服，仅服3次，腹痛消失，泄泻停止。

4. 健脾散

该散由西洋参、三七、木香、黄连、鸡内金等中药碾末为散，每次服5g，每日3次。健脾散具有健脾和胃、通络止痛的功效。临床多用于治疗各种慢性胃炎。林兴江认为慢性胃炎临床多表现为虚中夹实症状，虚以脾胃气虚为多，实以气滞、血瘀、湿热为多，应辨证论治。由于该病症状复杂，病程冗长，故改为散剂，方便长期服用。

患者，男，55岁，工人，患慢性萎缩性胃炎多年，被诊断为慢性萎缩性胃炎伴中度以上肠化。于1996年5月7日求诊。症见胃脘隐痛，闷胀不舒，食少，头晕，乏力，舌质红，苔薄浊，脉细数。中医诊断为胃痞，治宜健脾和胃、通络止痛。方取健脾散，每次服5g，每日3次，温开水送服，1个疗程（3个月）后症状好转，再服3个月，诸症基本消失，胃镜提示慢性浅表性胃炎。后改为每日服药1~2次以巩固疗效，患者能正常上班，追访年余，未发现异常情况。

（六）心痹胸痛从气论治

心痹胸痛是临床常见的疑难病，素为医家关注研讨。气是世界的本源，人的生命活动均以气为物质基础，机体气和则上下不失其度，运行不停其机。反之，气机运行发生异变，就会导致病变，故《黄帝内经》有"百病皆生于气"之说，心痹发病虽与外邪侵袭、七情劳伤、饮食不节等因素有关，但机体气的变化则是引起心脉滞涩的主要病机，临床应从调气着手辨证施治，根据林兴江实践经验，该病可分5种证型论治。

1. 气滞血瘀证

(1) 症状：心悸，胸闷，气促，心前区隐痛或刺痛，或呈压榨性疼痛，固定不移，舌质紫暗，舌苔薄浊，脉沉涩或结代。

(2) 治法：行气通络，活血化瘀。

(3) 方药：血府逐瘀汤加减（郁金10g，枳壳6g，延胡索6g，红花6g，香附6g，川芎9g，赤芍9g，当归5g，桔梗5g，丹参15g）。

(4) 方解：本证患者多见于年老久病，久病必瘀或长期情志忧郁，气机不畅，气郁日久，脉络不通。中医学认为气滞则血瘀，血病气必病，治血先治气，治疗应以理气为主，佐以理血，方取血府逐瘀汤加减。方中柴胡、香附疏肝理气；郁金、枳壳行气解郁宽中；桔梗、香附宣畅肺气；延胡索、甘草理气缓急止痛；川芎、丹参、当归、赤芍、红花调经活血祛瘀。全方共奏理气活血之功，冀气血畅行，胸痛则消。个别患者胸痛剧烈，大汗淋漓，甚至昏厥，可急服苏合香丸，该丸由10种芳香药组成，主要取其行气解郁、芳香开窍之功效。由此可见，心痹胸痛以调气为主，以求血活脉通，疼痛消除。这种注重理气的疗法，与现代医学在抢救心绞痛或心肌梗死患者时，首先采取输氧气的措施是相吻合的。

2. 阳气衰微证

(1) 症状：心悸，胸闷，气短，时见胸痛，遇寒则痛甚，面色苍白，倦怠乏力，形寒肢冷，舌体胖，舌质淡，苔薄白，脉沉迟无力。

(2) 治法：补气助阳，散寒通络。

(3) 方药：参附汤加减（红参10g，薤白10g，黄芪30g，熟附子9g，当归9g，桂枝6g，炙甘草15g，丹参15g）。

(4) 方解：《素问》载"阳气者，若天与日，失其所，则折寿而不彰"。张景岳认为"凡遍体之温者，阳气也；一生之活者，阳气也；五官五脏神明不测者，阳气也"，并指出，"死生之本，全在阳气""生化之权皆由阳气"。机体阳气充足，胸阳舒展，营血在经脉中环流不息，通则不痛。倘若年老阳虚，或久病大病后，阳气虚弱，气机痹阻，故见心悸胸痛等。胸为清阳所聚，诸阳皆受气于胸中。阳气不足，胸阳也衰，遇寒则寒气入经，客于脉中，心脉痹阻，疼痛加剧，方取大补阳气、理气活血、缓急止痛之药，则心痹胸痛自然消失。

3. 气逆痰盛证

（1）症状：心悸胸闷，时有胸痛，伴有咳嗽气促，痰白黏或黄浊，舌红苔白浊，脉滑数。

（2）治法：行气开郁，降逆化痰。

（3）方药：苏杏二陈汤加减（紫苏梗 6g，苦杏仁 6g，苍术 6g，白术 6g，石菖蒲 6g，煮半夏 9g，薤白 9g，茯苓 15g，瓜蒌 15g，陈皮 5g，莱菔子 12g）。

（4）方解：此型多见于平素痰湿偏盛，或饮食不慎患者。脾失运化，津液不能输布，凝聚为痰，痰气相搏，气机不畅，心胸痹阻，则见心悸胸闷等症状，根据前人"见痰休治痰""治痰先治气"的经验，治宜行气散结化痰，待气行郁开，逆降痰消，心痹胸痛自然得除。

4. 气机郁结证

（1）症状：心悸胸闷，纳少肢楚，心神不宁，夜寐多梦，喜叹气，时见心前区隐痛，舌红苔薄白，脉弦涩。

（2）治法：行气解郁，散结止痛。

（3）方药：越鞠丸加减（香附 9g，郁金 9g，石菖蒲 9g，神曲 9g，薤白 9g，川芎 6g，栀子 6g，厚朴 5g，苍术 5g，枳壳 5g，瓜蒌 20g）。

（4）方解：情志与五脏关系密切。心为五脏六腑之大主，情志的异常，首先影响心的功能。思虑过度则气机郁结，气郁则血行不利，可见胸闷心痛，治疗时应循《证治汇补》"郁病虽多，皆因气不周流，法当顺气为先"的原则，方取越鞠丸加减而获效，对于某些因不良情绪而引起心悸胸痛的患者，除药物治疗外，还必须运用中医以情治情的心理疗法，解除患者思想负担，保持良好情绪，才能与药物治疗相得益彰。

5. 心脾气虚证

（1）症状：心悸怔忡，心前区隐隐作痛，四肢倦怠无力，面色不华，食欲不振，舌质淡红，苔薄白，脉弱。

（2）治法：补气健脾，养心通脉。

（3）方药：归脾汤加减（党参20g，黄芪30g，白术9g，炙甘草6g，酸枣仁15g，远志4g，当归10g，木香4g，丹参15g，薤白9g）。

（4）方解：心主血脉，心气充足，则血液能在脉管中正常运行，但心气又赖于脾气的健运，脾为气血生化之源，脾的运化功能正常，则饮食水谷精微入心化赤而为血。如果饮食不慎损失脾胃，或久病失治，病后失调，则脾胃健运失职，营养不足，心气亏虚，无力推动血行，则心脉不畅，心前区隐痛。治疗时应以补气健脾为主，方取归脾汤加减治之，使脾健、气足、血生、脉通，心悸胸痛等症状消失，正如张景岳所言"调脾胃即所以安五脏"。

（七）脉冲毫米波经穴治疗胃痛验案

病案1

谢某，男，52岁，干部。1997年2月25日就诊。患者上腹部疼痛5年，近3个月来胃痛加重，饭前饭后尤甚，牵连胸胁，嗳气后缓解，吐酸水，口苦咽干，烦躁易怒，舌质红，苔薄白，脉弦，中医诊断为胃脘痛（肝胃不和证）。胃镜检查：胃角下方发现2cm×0.8cm溃疡，中心凹陷而敷白苔，周围黏膜轻度糜烂，诊断为胃小弯溃疡。单纯脉冲毫米波经穴治疗中脘穴及右侧足三里穴，每日1次，每周6次，经2周治疗，上述症状减轻，继续治疗至第4周，症状消失。为了巩固疗效，又继续治疗2周。4周后复查胃镜，溃疡愈合，周围糜烂已净。1998年5月20日复查胃镜未见溃疡复发，胃脘不痛，工作如常。

病案2

陈某，女，43岁，农民。1997年3月16日就诊。患者胃脘痛约16年，春、冬二季常发，今因宴会暴食又复发2个多月，头晕口渴，便溏，进食疼甚，时而夜间发作，痛向右胁放射。胃肠钡餐造影示十二指肠球部变形，有点龛影状，压痛明显，激惹征（+），诊断为十二指肠球部溃疡。上腹部（偏右）压痛明显，唇白，舌胖淡，苔薄黄，脉弦细滑。证系胃病日久，脾气亏虚，加之暴食所致。选中脘、足三里（右），每日辐照1次，每次30min。治疗2周后，诸症大减。同时口服雷尼替丁（每次0.15g，每日2次）和甲硝唑（每次0.4g，每日3次），后复查胃肠钡餐造影，提示龛影消失（十二指肠球部溃疡愈合）。1998年6月15日随访，无复发（又进行胃肠钡餐造影，未见异常），身体康健，劳动正常。

四、媒体报道

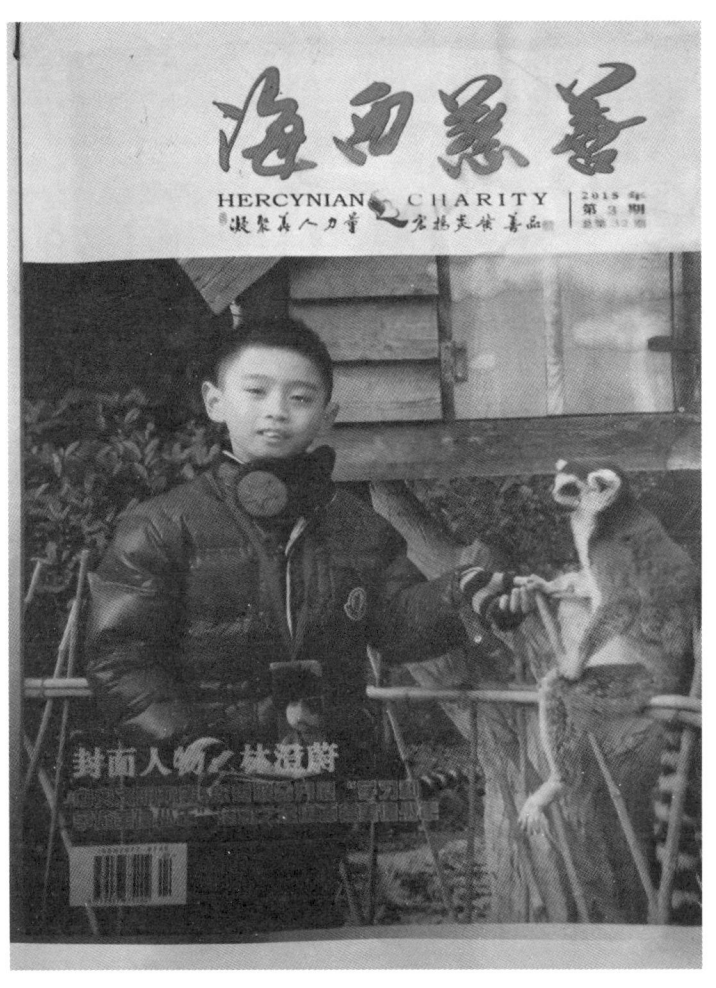

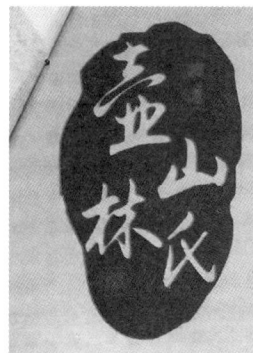

289年的福建中医药文化瑰宝

福建历史上有名的中医药学家甚多,从东汉到清代,有史料可查的知名中医634人,其中最著名者如三国时期华佗、张仲景并称"建安三神医"的长乐人董奉。南宋时期,福州中医内科医家已对内经、难经、伤寒、金匮诸家典籍及伤寒、脉学、辨病认证等方面的理论和经验有独到见解。杰出医学家杨士瀛在总结晋代王叔和《脉经》的基础上,提出三部九候论、脏腑部位论、诊候论、脉病消息论等见解,多发前人所未发。还撰写《伤寒类书活人总括》7卷、《仁斋直指方论》26卷、《医脉真经》2卷、《察脉总括》等书籍。为福州中医奠定了医疗基础。

清代,福州郊区壶山屿头(今盖山镇屿头村,唐朝时为光德里屿头乡)医家林氏世代从医,主要突出在林世存、林德盘、林作建祖孙三代,皆精内科,名噪一时。中医名家林作建(1796-1870年),字和斋。幼承家传,行医数十年,医术日精。治学推崇张仲景,谓六经分证是《伤寒论》之要义,其辅助阳气旨在平衡阴阳,强调习者应学其理法而不为经方所囿。又谓温病学说可补仲景伤寒学说之未备,主张熔两者为一炉,故悉心研究温病,并对湿温病、心悸、积聚、消渴、脚气等诊治颇有经验。著有《和斋医案》、《伤寒论眉批补注》、《大经辩证歌括》、《壶山医统》、《壶山意准》等。林作建与兄弟林作茂,将家传经方编成《普寿堂传家秘方》,广泛传授。林作建与陈修园的关系密切,时相来往。当时陈修园往返榕城,常在林家下榻。二人相见,每议论医事,谈笑风生,相得甚厚,均能他山攻错,取长补短,共收医疗效益。《和斋医案》首记载二人会诊福州王墓山、郑宁馨病案。林作建现存的《诸病坏症歌》与陈修园的《医学实在易》,颇有相似之处。到了林氏第四代传人林森元,自号"杏林家",其医术闻名闽省官府。光绪年间,户部尚书陈璧(侯官人),由京返乡省亲期间病童卧榻,派人请林森元会诊,药到病除,成为佳话。

民国以前,福州医疗卫生技术人员主要是传统中医为主。中医以师承和祖传为多,较出名的中医在自己家中开诊,或应邀到病人家中施诊,有的还兼开药铺。名气较小的则走乡串

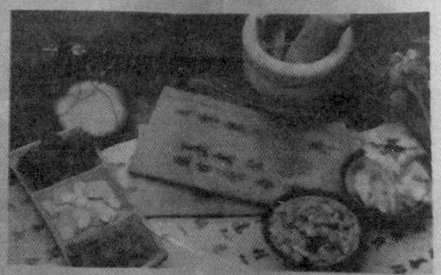

289年的福建省中医药文化瑰宝——壶山林氏

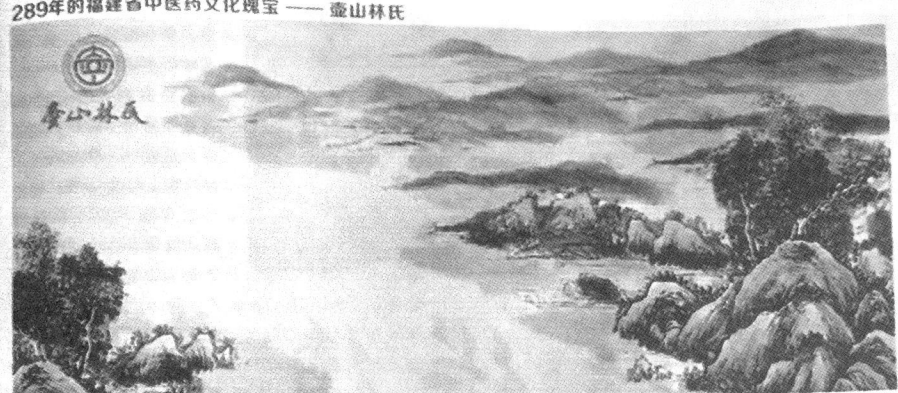

户为人治病。林英藩（1901—1974），字见楼，自幼严承家训，6岁起即在父严督下学习经史，13岁起从父学医。英藩自幼聪颖，学习勤奋，较好地掌握祖传的医术。19岁时父亲去世，翌年，英藩开始独自行医，他出手不凡，第一诊以一剂真武汤治好商人李侬白阳虚感寒、神昏谵语症；第二诊以景岳金水六君煎加沉香平陆永乐老人气喘病；第三诊以附子汤加肉桂、童尿治愈老人陈治瘴阳脱之症。"故承祖父名号，受乡间人称"森元英"。

第七代传人林兴江老先生（1922—2015年），原福州市郊区政协副主席、主任医师，从医70余载，90余岁高龄还仍坚持在案前为广大求诊患者解决病痛疾苦，不论刮风下雨，每日天刚作白，就有病患早早等在门前求诊。其治学严谨、医术精湛，不仅能做到期内药到病除，而且会将周身正气传交病患，多愈奇疾，常被病人口中唤作"菩萨神仙"。亦有许多海内外信息慕名来榕，其中不乏政企商界名流巨臂，均被其为人所折服，或成忘年之交。改革开放后，不断有人邀请林兴江老先生到埠外发展，但林老都婉言谢绝了，他深知福州才是根。1995年其注册成立福州壶山医学研究所，目的不仅为了将壶山林氏中医的金穗散满神州，也更为了能把祖国传统医学事业更好地传、帮、带。林老常传教后人治学做医的道

理，治医上，从细节上严格要求，方笺书写的规范，字体的要求，甚至剂量的考量都有壶山特有的格式。在炮制药材时遵古法称量不仅做到分毫不差，而且对包药薄如蝉翼的毛边纸要求做到扔出10米外不散。2015年3月，九十三岁的林兴江老先生遽然仙逝。数百病属、亲朋好友送别这位长期任劳任怨、可亲可敬的长者。郭鹤年先生亲自为其致挽联："弘扬壶山医统，妙手回春，慈怀济世八十载；誉满东南杏林，遗著开来，义德感铭万千人。"林兴江老先生生前常常告诫后人："仁心仁术，做坏害别人，做好害自身"。即告知后人学医路途艰难，又戒示未来需要更努力上进，才能为世人救死扶伤。他的精神不仅深刻地羁绊着壶山后脉。更希望能通过这样的传承，把这种精神传播到更深，更远的地方。

林越汉，壶山林氏第八代代表性传承人、主任医师、教授、硕士生导师、中华中医药学会药膳专业委员会理事、国家级药膳营养师、福建省药膳研究会副会长兼秘书长、福建省科普作家协会会员、国家自然科学基金委员会项目评议人等。其自幼受家学渊源影响，弱冠之年就随父习诵医典、识医认药、传承家学。14岁就能佐父开方医病，18岁时挑起重担任乡村医生，独立开始行医，遇疑难杂症，悉心钻研，每获奇效，广受乡间好评。1978恢复高考

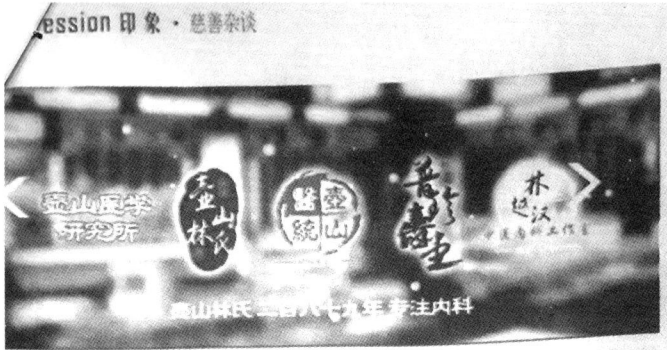

后继复辉

后,继续深造于福建中医药大学医疗系。学成毕业后扎根福建中医学院附属人民医院从事中医临床工作,期间先后得到俞长荣、赵芬、王学章等中医名师泰斗的悉心指导,1993年被福建省人事厅、福建省卫生厅批准为首批名老中医学术经验继承人。从医40多年来,在总结临床经验的基础上,坚持科研创新,多次应邀参加国际和全国医学学术研讨会。公开发表医学科普文章150余篇,医学论文100余篇,主编或参与编写医学论著20余部,受到福建省人民政府、福建省卫生厅、福建中医药大学多项科技成果奖。1984年主研福建省教委《清热化痰口服液新药研制》科研课题,1996年取得卫生部新药证书;同年参加主研福建省科委重点科研项目《脉冲毫米波经穴治疗仪研制》;2000年主担当福建省教委科研项目《胃炎胶囊治疗慢性萎缩性胃炎临床研究》;2001年主研担当福建中医药大学科研课题《三叶通便冲剂治疗便秘临床研究》等,都取得了良好的临床效益,且得到了社会的充分肯定。

第九代壶山传人林润立,自幼受祖父林兴江熏陶,由于受家学渊源影响,自小就习诵医典、识药认药、传承家学。19岁就能侍诊祖父,为病人辨证施治,深得秘传。后深造福建省中医药大学,师承阮诗玮教授,在攻读中医内科硕士学位的同时,不断积累祖辈渊源,博览医书药典,遇疑难杂症无数,常与祖父探讨病案、钻研心得,知识体系详备,加之天资聪颖、悟性出众,治疗用药精准,故治方每出奇效,广受病人好评。在祖父林兴江悉心教导的同时,先后还得到胞叔林越汉、毛德西、叶锦先等中医名师泰斗的悉心指导,并赴广东向中医泰斗、国医大师邓铁涛老前辈经验求索。得天独厚的优势使林润立擅长运用壶山舌脉精诊的治疗体系,对各类疑症难病,尤其突出温病学说的延展,具有深入的研究和独到的见解。2014年,壶山林氏第七代传人,九十四岁高龄的林兴江老先生为其正冠授杖并题四字——"后继复辉"。林润立秉承壶山林氏家传秘学,并亲身结合丰富的临床经验,承载起壶山复兴重任、在发扬壶山文化的同时,不仅亲自带领壶山医学研究所团队,致力于对壶山精方、验方的文献整理与科研开发,将壶山秘方"人参川贝散"、"泽脾散"、"益脑丸"等应用在临床科研中,而且整合多方社会资源,重视壶山文化的重建,旨在产业化使壶山林氏文化更好地传承、发展。

福建科学技术出版社曾出版《福建近代中医流派经验荟萃》一书,内容丰富,材料翔实,评点名家技术特色及医疗专长,中间就重点提及壶山林氏中医内科,皆为世代相传、名闻遐迩的一代名医。2009年壶山林氏中医内科经福建省人民政府公示,首批列入非物质文化遗产保护名录。

现今,壶山林氏通过289年的历史沿革及其沉淀,更加专注于医疗产业的衍射,充分整合周边资源与时俱进,在把更多、更好的传统中医药文化通过产业化来实现的同时,把壶山传承九代"精芜"、"尽松"的精神和经营理念发扬光大。通过企业顶层设计的原理去远景规划壶山的未来发展目标,壶山人通过组建优秀人才团队不断推进对壶山文化传承的保护,不仅严格遵循壶山古法细节和传统规范,对壶山传承发源地和历代医馆进行重新定位和保护,植入集团化高端管理模式运营壶山产业链。并整合规划高度专业和优良口碑的互联网医学平台,实现互联网+壶山专精的思维模式,进行定制医疗服务和运营策划,附带以自主知识产权进行生产研发、加工实现产业规模化。本着科研、推广为一体,坚持以研发带动产业,以广大患者的需求为最初根本,提供平台并解决求医难,治病难,抓药难的三难问题。不仅将壶山的金穗散满榕城,并努力为福建省本土中医药事业推波助澜,为今后特色闽医闽药再创高峰。

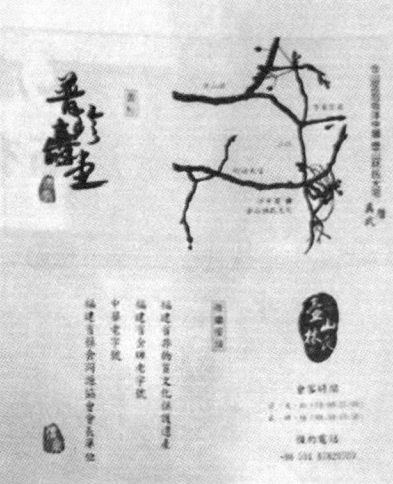

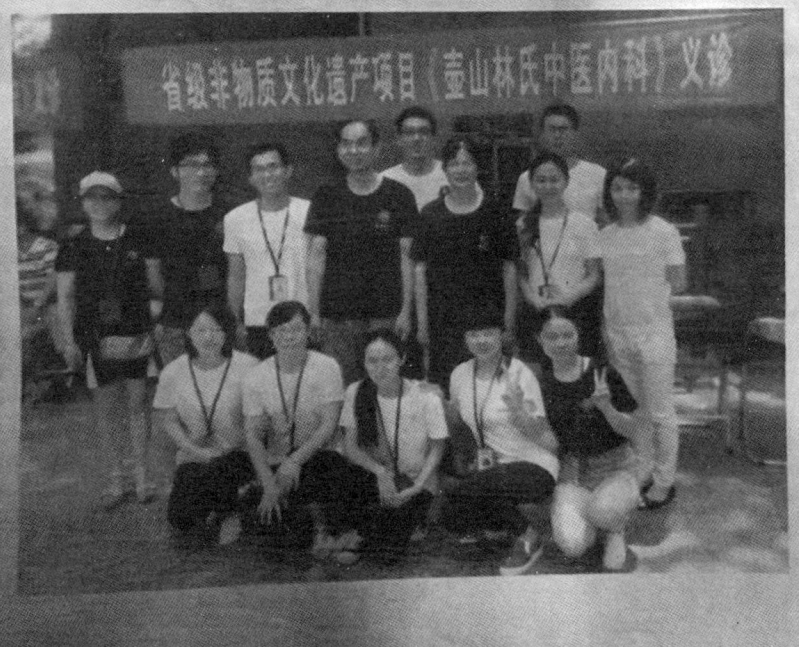

第六节 第八代林越汉

一、医事传略

林越汉，1953年生于福州壶山林氏中医世家。祖上世代为医。受家庭影响，林越汉自幼爱好中医，13岁开始随父习诵中医汤头歌诀和药性赋，后跟随父亲侍诊，学习中医临床诊断与治疗。1971年，林越汉任乡村医生，处理农村常见病与多发病。每天上午在村卫生所看病，下午背着急救箱到生产队巡回医疗，为农民打预防针和看病，晚上在村卫生所给村民看病，经常忙到深夜。1972年夏季，林越汉用针灸和家传验方疏肝利胆汤为江春官治疗慢性胆囊炎急性发作，使江春官的腹痛迅速消除，健康恢复，林越汉的医名由此传开。

林越汉在担任乡村医生期间，多次参加乡村医生学习班，从中学到很多内科、外科、妇科、儿科疾病的诊疗技术，被农民誉为"全科医生"，多次被评为工作积极分子和卫生防疫积极分子，并在农村加入了中国共产党。

1978年，林越汉考上福建中医学院医疗系。1983年，林越汉以优异成绩留校，分配在福建省人民医院内科任住院医师，1989年被评为主治医师，1997年被评为副主任医师，2003年被评为主任医师。

大学毕业后，林越汉跟随俞长荣（福建中医学院原院长）中医主任医师、林松波（福建省人民医院原院长）西医主任医师学习中西医临床经验。1993年，林越汉被福建省卫生厅和福建省人事厅确定为福建省首届学习老中医学术经验继承人。1996年，通过3年系统学习，林越汉学到王学章老先生的许多宝贵临床经验，经考核毕业。林越汉博览群书，撷采众长，学验俱丰，在长期的临床实践中，坚持因人、因地、因时辨证论治。他临床治病准则是先中后西、能中不西。他秉承剂量从轻到重、尽量不开大药的原则，受到患者一致好评。

林越汉参加福建中医药大学中医内科教研室工作，长期担任本科生、进修生、研究生的临床带教工作；同时承担教学任务，每年都到福建中医药大学授课。2004年，教育部专家到校评估本科教学质量，中医内科教研室把专家听课任务分配给林越汉，林越汉白天上班，晚上备课，经过精心准备，其讲授的胃痛课程获得全国各中医院校评审专家、教务处领导与学生的好评。课后与专家交流，评估老师一致认为林越汉讲课效果很好，使学校顺利通过教学评估。林越汉在学校工作期间，不仅拿到大学教师资格证书，也评上中医内科学教授职称。

林越汉利用业余时间积极开展科研工作。他认为祖国医学是伟大的宝库，一半要挖掘继承，一半要提高创新。随着临床实践的不断深入，他在临床中发现很多疾病与患者的情绪关系密切，例如抑郁症、百合病、不寐等，单靠药物治疗很难取效，如果配合"移情""易性"等中医心理治疗可收到事半功倍的效果。因此，1996年，林越汉参加福建中医学院心理学研究室，与其他老师共同积极开展中医心理学研究和讲座，编写《中医心理学讲座》《情志疾病学》等多部论著。1998年，林越汉还被推荐为福建省中医心理学研究会理事。林越汉在临床治病过程中还发现，疗效与患者的饮食配合关系密切。1999年，林越汉加入福建中医学院食养学研究室，配合福建省药膳研究会会长叶锦先积极开展中医药膳研究工作，并合编《药膳的辨证论治》等多部药膳专著。林越汉与福建省海山宾馆联合召开过十几场药膳品尝会。2009年，林越汉赴香港参加中华中医药学会主办的"第八届国际营养药膳高层论坛"，在大会上交流他撰写的《福建兴化龙眼的食疗简介》等论文。他还兼任中华中医药学会药膳专业委员会理事和国家级药膳营养师。

1984年，林越汉把祖传验方贡献出来，申报"清热化痰口服液新药研制"课题，被福建省教育厅列为重点科研项目。1996年12月，"清热化痰口服液"获得卫生部新药证书，填补福建省研制中成药新药的空白。同年，林越汉参加福建省科委"脉冲毫米波经穴治疗仪"研制，用于治疗高血压等疾病，效果显著。2000年，脉冲毫米波经穴治疗仪通过福建省科委和福建省轻工业厅组织的省级鉴定。鉴于慢性萎缩性胃炎是消化系统难治疾病之一，世界医学将其列为胃癌前期状态。林越汉通过数十年临床经验，将慢性萎缩性胃炎分三阶段治疗，首先疏肝解郁、清热化湿，其次健脾和胃消食，最后益气活血祛瘀。治疗1个疗程后，许多患者临床症状、胃镜及病理检查都有不同程度的逆转。林越汉还将家传验方"健胃散"贡献出来，申报福建省卫生厅科研课题"胃炎胶囊治疗慢性萎缩性胃炎临床研究"，并被列为重点科研项目。他结合现代科学技术，研制"胃炎胶囊"，运用于临床，疗效尚佳。此外，林越汉还主持"三叶通便冲剂治疗便秘临床研究"科研课题，临床验证效果显著。

林越汉还是福建省科普作家协会会员，利用业余时间撰写科普文章200余篇、医学论文100余篇，主编或合编医学论著20余部。2013年，林越汉退休，他初心不变，牢记使命，除参加医院门诊外，还被聘为博医汇、国医馆医生，济世救人的同时坚持为患者开展医学健康讲座。多年来，林越汉组织福州壶山医学研究团队到各地巡回义诊。2015年，林越汉获邀参加新疆巡回医疗队，在新疆昌吉州中医医院举办学术讲座和病房会诊，积极推广和传播中医药文化。2018年，林越汉被评为福建省第四批非物质文化遗产代表性项目福州壶山林氏中医内科代表性传承人。2021年，林越汉被评为福建省第四批老中医药专家学术经验继承工作指导老师。

林越汉行医近50年，谦虚谨慎，无私奉献，从不争名誉地位，默默奉献在医疗第一线。林越汉始终认为自己只是中医药百花苑中的一朵无名小花，今后要继续为发扬中医事业贡献绵薄之力。

二、学术特色

林越汉擅长治疗慢性萎缩性胃炎。慢性萎缩性胃炎是临床常见的消化系统疾病，主要表现为上腹隐痛，食欲减退，食后饱胀，嗳气等，属于中医学"胃脘痛""胃痞"等范畴，具有反复发作、迁延难愈的特点。林越汉对慢性萎缩性胃炎的辨证施治上具有以下学术特色。

1. 详辨病机，脾胃为先

慢性萎缩性胃炎主要表现为上腹部胃脘近心窝处疼痛、痞满、烧心感、嘈杂以及呃逆等，多因外邪犯胃、饮食失调、情志内伤等损伤脾胃。叶天士认为："脾宜升则健，胃宜降则和。"脾为阴土，喜燥恶润，为后天之本，气血生化之源，主运化、升清；胃为阳土，喜润恶燥，为多气多血之腑，主受纳腐熟水谷。"地干而无水湿之性，则万物根本不润而枝叶衰矣。"林越汉主张胃中既不可太湿，又不可太干，常令润泽，湿而不滥。脾胃相表里，居中焦，共主升降。脾胃损伤，升降功能失调，脾失升清，胃失降浊，反升则逆，不降则滞，碍其升降之机，所以不通则痛，故《临证指南医案》强调"脾胃之病，虚实寒热。宜润宜燥，固当详辨，其于升降两字，尤为紧要"。升降失调，气机逆乱，则水反为湿、谷反为滞，则可形成气滞、湿阻、痰结、血瘀等，所以慢性萎缩性胃炎的病机为本虚标实，而脾胃功能失调是对慢性萎缩性胃炎进行辨证时首先考虑的病机。林越汉重视脾胃，亦不乱补脾胃，陈腐去而肠胃洁，瘕尽而荣卫昌，不补之中，而真有真补，脾胃尤重。林越汉认为祛逐邪积，无异于扶助正气，活血化瘀，清热祛湿。正如张从正所言："脾胃有病。奈何中州之医，不善扫除仓廪，是陈积而不能去也，犹曰我善补，大罪也。"因此林越汉主张祛陈腐洁肠胃，达到保护胃气的目的。

2. 四诊合参，面手不忘

林越汉治疗慢性萎缩性胃炎尤其注重面部望诊和手部触诊，查色泽，辨寒热。《难经》曰："五脏有五色，皆见于面。"观察患者面部和手部色泽、形态的变化，是诊断病情的方法之一。面部各部、五官各主五脏，如额部诊心病，鼻部诊脾病，颏部诊肾病，左颊诊肝病，右颊诊肺病。舌候心，目候肝，口唇候脾，鼻候肺，耳候肾。其中，鼻准居面之中央，故以应脾。鼻准以明润为正常。鼻准发赤，则少阴不足，阳明有余；鼻准色暗滞，则腹痛，若晦暗过深，甚至全鼻头色黑，此脾虚及肾；若鼻准色白，属脾寒；鼻准胖白并夹黄色，为脾气为湿所困；鼻准干燥，为津枯肠燥。尤其脾开窍于口，故脾与口唇有内在联系。口唇红润有光泽者，脾胃运化正常，营养状况好；口唇萎黄，淡白无华为脾虚运化不健；唇色深红，则为热在营血；口角色青，为脾有衰败之候。

3. 辨证论治，结合辨病

慢性萎缩性胃炎以虚为本，常因虚致实，同时又有寒热之不同，故应结合虚实寒热的轻重在补虚或通泄邪气的基础上进行治疗。

疾病初中期，多见气滞与湿阻。因脾气虚弱，运化不及，导致气滞，致食滞内停，症见脘腹饱胀不适，嗳气食臭，饭后尤甚，治宜理气消食，常用鸡内金、槟榔、炒麦芽、炒谷芽等；脾为湿土，运化失司则津液停滞，湿浊内生，症见脘腹胀痛，不饥，口淡无味，口涎黏腻，舌苔厚腻，治宜宣化湿浊，常用白术、豆蔻、砂仁、藿香等。

疾病中后期，在脾胃虚的基础上兼见血瘀，正如《类证治裁》所云："初痛在经，久痛入络，经主气，络主血也……久痛则血络亦痹。"因脾虚无力推动血行，气血运行不畅，血流迟缓，留而成瘀，症见胃脘隐痛，部位固定，经久不已，舌质暗，舌下脉络瘀紫、迂曲、增粗，治宜活血祛瘀，常配以丹参、桃仁、红花、郁金等理血之品。若脾胃气虚日久，气损及阳，致中阳不振，中焦虚寒，运化失职，升降失司，症见胃痛隐隐，喜温喜按，空腹痛甚，得食痛减，神疲乏力，手足欠温，纳呆食少等，治宜温补中阳，予香砂六君子汤加减；若邪热炽盛，胃土阴伤，胃液枯槁，胃失濡养，干枯不荣，症见胃脘痞胀，隐隐作痛，嘈杂似饥，食少乏味，舌红少津，苔薄欠润，脉细或数，治宜滋阴养胃，以沙参麦冬汤为主方加减治之。

在辨证论治的同时，应结合胃镜检查结果有针对性地选用药物，如幽门螺杆菌阳性，胃黏膜充血、水肿、糜烂者可选用白花蛇舌草、黄连、黄芩等清热解毒；胃黏膜苍白者可予黄芪、白术、茯苓等益气之品；胃黏膜色泽灰暗者，可加三七、丹参、桃仁、红花等活血化瘀之品；胃黏膜分泌黏液量少，可加玉竹、沙参、麦冬等养阴生津之品；伴有肠上皮化生或不典型增生者选用白花蛇舌草、大黄、薏苡仁等清热化湿解毒，以防癌变。

三、医话医案

（一）仲春散在内科急症中的应用

仲春散，由茵陈、黄芩、柴胡、川楝子、枳壳、延胡索、厚朴、郁金、白芍等组成。临床用于多种痛症，效果宏捷。《读书随笔》曰："医者善于调肝，乃善治百病。"仲春散以疏肝理气为主，灵活加减，临床运用广泛，效果显著，对于某些不明原因的疼痛，采用疏肝理气法，确有意想不到的效果。

现略举验案予以佐证。

1. 急性胰腺炎

郑某，男，36岁，工人，1994年7月5日初诊。患者自诉昨晚饮酒后，出现左上腹持续疼痛，恶心欲呕，大便秘结，小溲短赤，舌质淡红，苔厚浊，脉滑数。西医诊断为急性胰腺炎。

治宜疏肝理气止痛，方取仲春散加减。

处方：茵陈15g，柴胡6g，黄芩6g，厚朴6g，枳壳6g，延胡索6g，川楝子9g，大黄9g，木香5g，郁金8g，佛手8g。水煎服，每日1剂。

服2剂，大便通畅，疼痛减轻，又守上方减大黄，加黄连5g，连服5剂，疼痛消失。

2. 十二指肠球部溃疡

陈某，男，28岁，1994年3月7日初诊。患者有胃痛病史5年，经常服用胃复安、复方石菖蒲碱式硝酸铋片等，症状可缓解。3天前因过度忧思恼怒，出现上腹部疼痛，空腹时疼痛加剧，经胃镜检查，确诊为十二指肠球部溃疡。

治宜疏肝理气止痛，方取仲春散加减。

处方：柴胡5g，白芍9g，枳壳9g，厚朴9g，牡丹皮9g，川楝子9g，延胡索9g，郁金9g，砂仁4g，麦芽15g，荷叶15g。水煎服，每日1剂。

前后加减调治10余天，疼痛消失，继续服上方月余，复查胃镜，溃疡消失。

3. 急性胃炎

黄某，男，47岁，干部，1993年7月2日初诊。患者昨晚吸烟、喝酒、进食辛辣之品后，出现上腹部疼痛，继而呕吐吞酸，嗳气频作，舌质淡红，苔厚浊，脉弦。

治宜疏肝和胃、降逆止呕，方取仲春散加减。

处方：柴胡6g，黄芩6g，枳壳6g，延胡索6g，厚朴6g，牡丹皮6g，黄连5g，吴茱萸3g，川楝子10g，佛手10g，麦芽12g。水煎服，每日1剂。

仅2剂，痛消呕止，诸症消失。

4. 胆囊结石

连某，女，68岁，工人，1993年10月21日初诊。患者患胆囊结石多年，经常右上腹疼痛不舒，每因疲劳或情绪波动出现右上腹疼痛，诊断为胆囊结石。刻诊：右上腹疼痛，连及肩背，口苦纳少，舌苔黄腻，脉滑数。

治宜疏肝和胃，方取仲春散加减。

处方：茵陈15g，麦芽15g，金钱草15g，柴胡5g，白芍9g，枳壳9g，川楝子9g，延胡索9g，郁金9g，厚朴9g，牡丹皮9g，每日1剂。前后治疗月余，症状改善，疼痛消失。

此后，患者经常服用仲春散，随访1年余，旧病未有复发。

5. 风湿性关节炎

陈某，女，31岁，工人，于1989年7月5日初诊。患者全身关节疼痛，红细胞沉降率30mm/L，抗链球菌溶血素O试验>500IU/ml，诊断为风湿性关节炎。刻诊：全身关节不时疼痛，雨天症状加剧，舌质淡红，苔薄白，脉弦细。

治宜疏肝散寒，方取仲春散加减。

处方：茵陈15g，柴胡9g，川楝子9g，白芍9g，枳壳9g，郁金9g，威灵仙15g，防风10g，秦艽10g。每日1剂。前后调治月余，疼痛消失，红细胞沉降率、抗链球菌溶血素O试验正常。

6. 高血压

李某，男，58岁，工人。患者患高血压10年，血压波动在158/96mmHg以上，经常服用复方降压片、复方罗布麻等，症状尚稳定。近因气怒而头痛，耳鸣，烦躁，心悸，乏力，夜寐不宁，舌质红，苔燥黄，脉弦数。

治宜疏肝清热，方取仲春散加减。

处方：茵陈15g，柴胡5g，枳壳5g，白芍10g，佛手10g，郁金10g，夏枯草10g，川楝子9g，黄芩9g，钩藤9g，水煎服，每日1剂，连服1周，头痛消失。

7. 慢性结肠炎

江某，女，48岁，干部，1994年7月16日初诊。自诉腹痛腹泻反复发作已5年余，肠镜检查确诊为慢性结肠炎。刻诊：小腹时痛，大便带黏液，伴里急后重，饮食不佳，四肢乏力，舌质淡红，苔薄白，脉弦数。

治宜疏肝理脾，方取仲春散加减。

处方：茵陈12g，川楝子12g，麦芽12g，枳壳5g，木香5g，柴胡6g，黄芩6g，赤芍9g，黄连9g，香附9g，延胡索8g，水煎服，每日1剂。

服药1周后，腹痛减轻，大便转干，又照上方调服2个多月，症状消失。

（二）一贯煎加丹参治疗慢性肝炎点滴体会

慢性肝炎症状复杂，病程缠绵，多从急性肝炎演变而来。大多数肝炎患者，由于长期应用苦寒与理气中药，或湿郁日久化热伤阴，常导致肝阴虚的证候。临床运用一贯煎加丹参治之，可取得良好的效果。兹将点滴体会简述如下。

一贯煎出自《续名医类案》，清代王孟英将其辑入《柳州医话》，曰："一贯煎，用北沙参、麦冬、地黄、当归、枸杞、川楝六味，出入加减投之……可统治胁痛、吞酸、吐酸、疝瘕、一切肝病。"历代医家均用该方治疗肝肾阴虚证。林越汉吸取前人治验，加重丹参一味，治疗慢性肝炎（肝肾阴虚证），疗效甚佳。

丹参味微苦，既有活血化瘀之功，又无温燥伤阴之弊，且祛瘀生新之力较他药为著，是治疗慢性肝炎的理想中药。慢性肝炎系湿热之邪长期侵袭肝胆，肝疏泄不畅，临床可见胸胁闷痛、肝肿大等气滞血瘀证候。病久必瘀，宜采用活血化瘀之药。

但若徒用辛温活血祛瘀之品，难免益增其火热，使肝阴愈亏。值此阴虚与瘀血并见之时，丹参一药恰与病机吻合。

现代药理学研究表明，丹参具有改善微循环、解除红细胞瘀滞和聚集的作用，可使机体血流速度加快。此外，丹参能使变性的肝细胞逐渐恢复正常，促进肝细胞再生，提高机体免疫力。丹参对慢性肝炎引起的蛋白倒置、门静脉高压、肝硬化等也适用。现在临床常用丹参注射液治疗慢性肝炎、冠状动脉粥样硬化性心脏病（简称冠心病）等，就是取其活血化瘀的作用。

病案1

陈某，男，45岁，农民，患急性无黄疸性肝炎多年。肝功能检查：谷丙转氨酶反复波动在180U左右（正常值为40U以下），白蛋白与球蛋白比例倒置。经多方治疗，效果不明显，于1980年5月3日来诊，症见胸胁隐隐作痛，四肢乏力，食欲下降，时有吞酸吐酸，夜寐多梦，心中烦热，大便秘结，小溲黄赤，舌绛无苔，边有瘀点，脉象细数。

治宜养阴清热，方取一贯煎加减。

处方：丹参30g，生地黄15g，枸杞子15g，沙参15g，麦冬15g，当归6g，川楝子12g，水煎服，每日1剂。

患者以此方为基础，略有加减，连续治疗1个多月后，症状明显好转，肝功能检查基本恢复正常。又按原方加减再服30余剂，诸症消失，可正常参加工作。

病案2

陈某，女，26岁，干部。5年前上大学时体检发现乙型肝炎表面抗原阳性，肝功能正常。当时身体无不适，因此没有进一步检查与治疗。大学毕业后，因饮酒后见声哑乏力，在某医院做进一步检查，被诊断为慢性肝炎。于1989年9月1日初诊，症见面色晦暗，精神不振，肝区不时闷痛，夜寐多梦，口干喜饮，大便干燥，3天一行，小便短赤，舌质红，边有瘀斑，苔薄黄，脉滑数。

治宜清热利湿、滋阴润肠，方取一贯煎加减。

处方：生地黄15g，枸杞子15g，沙参15g，麦冬15g，瓜蒌子12g，火麻仁12g，天花粉12g，茵陈12g，白芍9g，川楝子12g，柴胡6g，黄芩6g，水煎服，每日1剂,连服5天。

二诊:患者服上药5剂后,口干减,大便通,舌苔退,但舌质仍红,肝区不时闷痛,照上方减茵陈、柴胡、瓜蒌子、火麻仁,加牡丹皮9g、丹参30g、郁金10g,水煎服,每日1剂,连服15天。

三诊:患者服上药后,诸症好转,又照上方加鸡内金6g,连服2周后,改为一贯煎加丹参调治3月余,症状消失,肝功能复查,2次均正常。

按 病案1患者患肝炎日久,阴液耗伤,阴血不足,肝脉失养,故见胸胁隐痛。这正如《金匮要略》所云:"肝虚者,肝阴虚也,阴虚则脉绌急,肝之脉贯膈布胁肋,阴血燥则经脉失养而痛。"食欲不振、吞酸吐酸乃肝阴虚,火热扰胃所致;肝肾阴虚,津液不能上承则口燥咽干,舌绛无苔;津液亏虚则便秘溲赤,腰膝酸软;阴虚火扰肝魂则夜寐多梦;舌边有瘀点和肝肿大乃是病久必瘀之症。方中以丹参活血祛瘀生新为主药;生地黄、枸杞子、沙参、麦冬滋水涵木、养阴生津为辅药;佐以当归养血和肝,与丹参合用更增强活血化瘀之功效;川楝子疏肝泄热,使肝畅热除痛止,诸药合奏滋养肝肾、活血祛瘀、疏肝止痛之功。

病案2患者乃湿邪久蕴,化火灼伤肝阴,阴伤络损,瘀血内阻,故见上述一系列症状。治则遵《黄帝内经》"治病必求其本",一诊先进清热利湿、滋阴润肠之药,待湿热解,大便通,在滋阴柔肝基础上,佐以活血化瘀的牡丹皮、丹参、郁金等,大量用丹参,活血不伤阴,前后调治3月余,可收全功。

慢性肝炎属于中医"郁证""胁痛""虚劳"等范畴,病情复杂,虚实兼有。一贯煎加丹参仅对肝肾阴虚型慢性肝炎有效,但临证时还应因人、因地、因时论治,不能固执成方,生搬硬套。便秘者,可加火麻仁、瓜蒌子;热盛口渴者,可加酸枣仁、柏子仁、夜交藤;食欲不振者,可加麦芽、鸡内金、山楂;出现癥瘕者,可加鳖甲、赤芍;肝区痛甚者,可加郁金、延胡索。在整个治疗过程中,除适当休息和合理饮食外,还应保持乐观情绪,避免不良情绪刺激,只有这样,才能与药物治疗起到相得益彰的作用。

（三）胃痛的中医辨证论治

胃痛是由外感邪气、内伤饮食、情志不畅、脏腑功能失调导致气机郁滞、胃失所养，以胸部近心窝处疼痛为主症的疾病，常兼见泛恶、胸闷、嗳气、大便不调等。

中医学历史悠久，对胃痛论述较多。《灵枢》载"胃病者，腹胀，胃当心而痛"，认识到胃痛与肝郁有关，正如《素问》"木郁之发……故民病胃脘当心而痛"。古代文献经常称胃痛为心痛，例如《伤寒论》中所谓心下病，按之痛等，实指胃部。《古方九种心痛》之说，亦多指胃痛。古代医家将胃痛与心痛混淆起来，直到明代，王肯堂在《证治准绳》中作了明确记载，指出胃脘痛处在心下，故有当心而痛之名，胃痛即心痛。《医学正体》云："古方九种心痛……皆在胃脘，而实不在于心也。"自此，医家对胃痛、心痛进行了较为明确的区分。

胃痛在临床上是一种常见病。西医学中的急性胃炎、慢性胃炎、消化性溃疡（胃及十二指肠溃疡）、胃下垂、胃黏膜脱垂等，均可参照本节论治。此外，肝炎（肝功能异常）、胆囊炎、胰腺炎、阑尾炎、心肌梗死、肾炎等都可出现胃痛，应加以辨证论治。

1. 辨证要点

（1）辨急缓：急性，多由暴饮暴食、外感寒冷致胃气失降；慢性，多由肝郁气滞，木旺乘土引起。

（2）辨寒热：寒性，可见喜暖恶凉，苔白，脉弦；热性，可见烦渴喜饮，便秘，舌红苔黄，脉弦数。

（3）辨虚实：虚性，可见大便溏薄，腹痛，喜温喜按；实性，可见大便秘结，喜凉，胃痛拒按，痛处固定。

2. 鉴别诊断

（1）胃痞：胃腹部满闷不舒，临床特点是解之无形，按之柔软，压之无痛。胃痛是以疼痛为主，伴食少、恶心呕吐等，借助胃镜检查等，可以明确诊断。

（2）真心痛：当胸而痛，多为锐痛或剧痛，常伴有气短、汗出等，病情较急，多见冠心病、心肌梗死。胃痛部位在胃脘，病势不急，常伴有反复发作病史。林越汉曾收治一患者，70岁，自诉胸部及心下胃脘部疼痛，林越汉赶紧上心电监护、血压监护、低流量给氧，询问得知患者有冠心病病史，心电图、心肌酶学检查均提示心肌梗死，给予心肌梗死常规处理，患者转危为安。

（3）胁痛：主要是双侧胁肋疼痛，伴胸闷、喜长叹息，临床多见于肺炎、胆囊炎、慢性肝炎等疾病，借助B超等检查，不难诊断。

（4）腹痛：部位在胃脘以下，耻骨发际以上，与胃痛不难区别，但临床常见胃脘部连及腹部疼痛，医者要根据中医望闻问切，借助现代医学仪器，加以区别。

3. 治疗原则

理气和胃止痛为胃痛治疗基本原则。

邪实者以祛邪为急，正虚者以扶正为先，虚实夹杂者应邪正兼顾。如何理解"通则不痛"的治痛大法，医者应站在广义的角度，解释运用"通法"。胃寒者散寒即通，食停者消食即通，气滞者理气即通，热郁者泄热即通，血瘀者化瘀即通，阴虚者养胃阴即通，阳虚者温胃阳即通。

焦树德教授认为，治疗胃痛伴有上消化道出血时，不管什么原因引起的上消化道出血，都可以采用大黄治疗，达到止血的目的。因为，大黄不仅仅是通大便良药，还具有活血化瘀、清热泻火、止血的功效。

4. 分型论治

（1）寒邪客胃证：临床表现为胃痛暴作，恶寒喜暖，得温痛减，遇寒加重，口淡不渴，舌苔白，脉弦紧。外感寒邪，或过服寒凉之品，导致机体气机凝滞，胃气不和，收引作痛。治宜温胃散寒，理气止痛。方用良附丸加减，高良姜温胃散寒，香附行气止痛。寒重者加吴茱萸、干姜；气滞重者加木香、陈皮、枳壳；兼有表寒者加藿香、佩兰；兼有食滞者加神曲、鸡内金等。

（2）饮食伤胃证：临床表现为胃脘疼痛，胀满拒按，嗳腐吞酸，或呕吐不消化食物，其味腐臭，吐后痛减，大便不爽，舌苔厚腻，脉滑。多因饮食不节，暴饮暴食，损伤脾胃，致使胃中气机阻滞，胃气失和而疼痛。治宜消食导滞、和胃止痛，方用保和丸加减。山楂、神曲、莱菔子消食导滞、健胃下气，煮半夏、陈皮、茯苓健脾和胃、化湿理气，连翘散结清热，全方共奏消食和胃之功。脘腹胀甚者加枳壳、厚朴；食滞化热者加黄连；大便秘结者加大黄。

（3）肝气犯胃证：临床表现为胃气胀满，攻撑作痛，肋痛连胁，得嗳气或矢气则舒，遇烦恼郁怒则疼痛加剧，胸闷嗳气，喜长叹息，大便不畅，舌苔白，脉弦。肝主疏泄而喜条达，若情志不遂，肝失疏泄，气机阻滞，横逆犯胃，胃失和降，不通则痛。治宜疏肝理气、和胃止痛，方用柴胡疏肝散加减。方中柴胡、白芍、川芎、香附疏肝解郁，陈皮、枳壳、甘草理气和中，全方共奏疏肝理气、和胃止痛之功。胀重者，加青皮、郁金、枳壳等；痛甚者，加川楝子、延胡索。

（4）湿热中阻证：临床表现为胃脘灼痛，痛势急迫，心烦易怒，泛酸嘈杂，口干口苦，舌红苔黄，脉弦数。肝郁日久，化火化热，邪热犯胃，热灼而痛。治宜疏肝理气、泄热和胃，方用丹栀逍遥散加减。方中柴胡、白芍、当归解郁柔肝止痛，陈皮、栀子清泻肝热，白术、茯苓、甘草和中健胃。郁热较重者可加生栀子、川楝子等。临床常加用左金丸，以黄连清泄胃火、吴茱萸辛散肝郁。

（5）瘀血停胃证：临床表现为胃脘疼痛，如针刺，似刀割，痛有定处，按之痛甚，痛时持久，食后加剧，入夜尤甚，或见吐血，黑便，舌质紫暗或边有瘀斑，脉涩。肝失疏泄，气机不畅，气滞日久，血行瘀滞，或久病入络，胃络受阻，导致瘀血内阻，发生胃痛，正如《临证指南》曰："胃痛久而屡发，必有凝痰聚瘀。"治宜活血化瘀、和胃止痛，方用失笑散合丹参饮加减。方中五灵脂、蒲黄、丹参活血散瘀止痛，檀香、砂仁行气和胃。痛甚加延胡索、三棱、莪术，同时也可以用理气之品如木香、枳壳、郁金等。

（6）湿热中阻证：临床表现为胃脘疼痛，嘈杂灼热，口干口苦，渴不欲饮，头重如裹，身重肢倦，纳呆恶心，小溲色黄，大便不畅，舌苔黄腻，脉象滑数。多因过食肥甘厚腻，过食辛辣，或饮酒无度，蕴湿生热，伤脾碍胃，气机壅滞，不通则痛。治宜清热化湿、理气和胃，方用清中汤加减。方中黄连、栀子清热化湿，煮半夏、茯苓、豆蔻健脾祛湿，陈皮、甘草理气和胃。热甚者，可加大黄、枳实；气滞腹胀者，可加厚朴、大腹皮等。

（7）胃阴亏虚证：临床表现为胃脘隐隐灼痛，似饥而不欲食，口燥咽干，五心烦热，消瘦乏力，口渴思饮，大便干结，舌红少津，脉细数。多因胃热火郁，灼伤胃阴，或久服香燥理气之品，耗伤胃阴，胃失濡养，不通则痛。治宜滋阴养胃、和中止痛，方用一贯煎合芍药甘草汤加减。方中沙参、麦冬、生地黄、枸杞子养阴益胃，当归、川楝子柔肝理气，白芍、甘草和中缓急止痛。胃热甚者，可加生石膏、知母、玉竹；阴虚者，可加玄参、牡丹皮。

（8）脾胃虚寒证：临床表现为胃痛隐隐，绵绵不休，喜温喜按，空腹痛甚，得食则缓，劳累或受凉后发作或加重，泛吐清水，神疲纳呆，四肢倦怠，手足不温，大便溏泻，舌淡苔白，脉虚弱。素体不足或劳倦过度，或久病脾胃受损，或肾阳不足，失于温煦，可引起脾胃虚弱，中焦虚寒，胃失温养作痛。治宜温中健脾、和胃止痛，方用黄芪健中汤加减。方中黄芪补中益气，小建中汤（由桂枝、白芍、甘草、生姜、大枣、饴糖组成）温脾散寒、和中止痛。寒盛者，可用大建中汤（由蜀椒、干姜、人参、饴糖组成）；泛吐清水较重者，加干姜、吴茱萸。

其他方法：胃痛除了药物治疗之外，还有许多外治法，临床常用的有针灸、推拿、穴位注射等。①针刺足三里、中脘能有效缓解胃痛。②穴位注射阿托品、消旋山莨菪碱，效果也很明显。③脉冲毫米波经穴治疗仪治疗胃痛效果也显著。

5. 转归预后

实证之间可互相转化，比如寒邪郁而化热，食积日久变生湿热，气郁日久化火，气滞日久可致血瘀。实证可以转为虚证，胃痛失治误治，日久耗伤正气，即久病必虚，可转为阳虚或阴虚。胃痛初期，多见实证，治疗正确，一般预后较好，胃痛日久，多见虚证，治疗难度较大。脾不统血，临床上可见便血或吐血，如不及时救治，会危及生命。

6. 预防与调护

（1）饮食有节：忌暴饮暴食，或饥饱无常。在胃痛治疗过程中，特别强调饮食宜忌，以清淡易消化为原则。

（2）情绪乐观：治胃先治心，人之七情是机体对外界刺激的客观反应，与脏腑密切相关。七情在正常情况下并不致病，但异常的情志变化，如大怒伤肝，忧虑伤脾，可使肝气郁结，或脾失健运，胃失和降，而发胃痛。通过心理治疗，使患者保持乐观、健康的情绪。

（3）生活规律：起居要正常，避免过度疲劳。

综上所述，胃痛多由外感寒邪，饮食所伤，情志不遂等引发，胃气失和，气机不利，胃失濡养是主要病机。临床上寒邪、食停、气滞、热郁、血瘀、湿阻多属实证，脾胃虚寒、胃阴亏虚多属虚证。

（四）便秘的中医治疗与预防

便秘是指粪便在肠内滞留过久，秘结不通，排便周期延长或粪质不硬，虽有便意，但便而不畅，多见于老年人。

1. 病因

（1）饮食不节：饮酒过多，过食辛辣之品，导致肠胃积热，大便干结。

（2）情志失调：忧愁思虑过度，或久坐少动，导致气机郁滞，不能宣达，通降失调，传导失职，大便不得下行而致便秘。强迫症、抑郁症、焦虑症等也可导致胃肠功能紊乱引起便秘。

（3）年老体虚：多由气血两亏所致，气虚则大肠传送无力，血虚则津枯肠道失润。

（4）感受寒邪：外感寒邪可导致阴寒内盛，凝滞胃肠，失于传导，糟粕不行而成便秘。

2. 分型论治

（1）热秘：临床表现为大便干结，脘腹疼痛，口干口臭，面红心烦，或有身热，小便短赤，舌红，苔黄燥，脉滑数。病机为肠腑燥热，津伤便结。治宜泄热导滞、润肠通便。方用麻子仁丸加减。本方有润肠泄热、行气通便的作用，适用于肠胃燥热、津液不足之便秘。大黄、枳实、厚朴通腑泄热，火麻仁、苦杏仁、白蜜润肠通便，白芍养阴和营。

（2）气秘：临床表现为大便干结，或不甚干结，欲便不得出，或出而不爽，肠鸣矢气，浮肿胀痛，嗳气频作，纳食减少，胸胁痞满，舌苔薄腻，脉弦。病机为肝脾气滞，腑气不通。治宜顺气导滞。方用六磨汤加减。本方有调肝理脾、通便导滞的作用，适用于气机郁滞、大肠传导失职之便秘。木香调气，乌药顺气，沉香降气，大黄、槟榔、枳实破气行滞。

（3）冷秘：临床表现为大便艰涩，腹痛拘急，胀满拒按，胁下偏痛，手足不温，呃逆呕吐，舌苔白腻，脉弦紧。病机为阴寒内盛，凝滞胃肠。治宜温里散寒，通便止痛。方用温脾汤合半硫丸加减。温脾汤温中散寒、导滞通便，用于冷积便秘、腹痛喜温喜按者；半硫丸温肾祛寒、散结，适用于老年人虚冷便秘、四肢不温者。附子温里散寒，大黄荡涤积滞，党参、干姜、甘草温中益气，当归、肉苁蓉养精血、润肠燥，乌药理气。

（4）气虚秘：临床表现为大便并不干硬，虽有便意，但排便困难，用力努挣则汗出气短，便后乏力，面白神疲，肢倦懒言，舌淡苔白，脉弱。病机为脾肺气虚，传送无力。治宜益气润肠。方用黄芪汤加减。本方有补益脾肺、润肠通便的作用，适用于脾肺气虚、大肠传导无力、糟粕内停所致的便秘。黄芪补脾肺之力，火麻仁、陈皮理气，白蜜润肠通便。

（5）血虚秘：临床表现为大便干结，面色无华，头晕目眩，心悸气短，健忘，口唇色淡，舌淡苔白，脉细。病机为血液亏虚，肠道失荣。治宜养血润燥。方用润肠丸加减。本方有养血滋阴、润肠通便的作用，适用于阴血不足、大肠失于濡润之便秘。当归、生地黄滋阴养血，火麻仁、桃仁润肠通便，枳壳引气下行。

（6）阴虚秘：临床表现为大便干结，如羊屎状，形体消瘦，头晕耳鸣，两颧红赤，心烦少眠，潮热盗汗，腰膝酸软，舌红少苔，脉细数。病机为阴津不足，肠失濡润。治宜滋阴通便。方用增液汤加减。本方有滋阴增液、润肠通便的作用，适用于阴津亏虚、肠道失濡之便秘。玄参、麦冬、生地黄滋阴生津，当归、石斛、沙参滋阴养血、润肠通便。

（7）阳虚秘：临床表现为大便干或不干，排出困难，小便清长，面色㿠白，四肢不温，腹中冷痛，或腰膝酸冷，舌淡苔白，脉沉迟。病机为阳气虚衰，阴寒凝结。治宜温阳通便。方用济川煎加减。本方有温补肾阳、润肠通便的作用，适用于阳气虚衰、阴寒内盛、积滞不行之便秘。肉苁蓉、牛膝温补肾阳，附子、火麻仁润肠通便、温补脾阳，当归养血润肠，升麻、泽泻升清降浊，枳壳宽肠下气。

3. 中成药

(1) 芦荟软胶囊：每次1颗，每天2次。

(2) 六味能消胶囊：具有宽中理气、润肠通便的功效，每次2颗，每天3次。

(3) 六味安消胶囊：具有健脾和胃、导滞消积的功效，每次3颗，每天2次。

(4) 三叶通便冲剂：福州壶山林氏家传验方，由番泻叶、人参叶等8味中药组成，每天1包，开水冲服。

(5) 其他：黄连上清丸、新清宁片、三黄片、当归龙荟丸、更衣丸、麻仁丸、五仁丸、苁蓉通便口服液、复方芦荟胶囊、牛黄解毒片、润肠通便茶等。

4. 其他治疗方法

(1) 饮食调理：常食青菜、水果、酸奶、绿豆、红萝卜、红薯、白木耳、蜂蜜、甘蔗等，多吃富含纤维的食物，晨起空腹饮温水500ml，少吃辛辣煎炒的食物。

(2) 心理调节：保持心情愉快，每天按时通便。

(3) 针灸治疗：针灸天枢穴（平脐中，距离前正中线2寸）或水道穴（脐下3寸，距离前正中线2寸）。

(4) 脉冲毫米波经穴治疗：利用低功率毫米波的解热效应进行物理治疗，改善血液流变学性质，调节神经系统等。

(5) 腹部按摩：每天绕肚脐顺时针按摩腹部100圈。

(6) 加强运动：坚持每天晚饭后散步1h，或清晨、晚饭后到公园跳舞、做操、打太极拳等。

(7) 顽固性便秘患者，可采用医用排便清肠器，采用清水通便，几分钟轻松排便，不需要药物和辅助手段，无需他人协助，男女老少皆宜。

5. 注意事项

(1) "无水停舟"多见于老年人肠燥便秘。

(2) 妇女产后便秘，多因分娩时失血过多，治疗应以补气血为主。

(3) 便秘对血压影响比较大，过度用力，血压会升高10~20mmHg，严重时会引起脑血管破裂意外。

（4）长期便秘患者体内有害物质不能及时排出，对大脑功能产生干扰作用，表现为记忆力下降，注意力分散，思维迟钝等。现代医学研究表明，便秘时，经肝脏排泄的有害物质，通过血液循环进入大脑，损害中枢神经系统。因此，保持健康，从清肠道开始。

（五）反流性食管炎的临床分型及药膳调养

反流性食管炎是指胃、十二指肠内容物反流至食管内而引起的食管黏膜消化性炎症。本病主要是由于食管-胃接连区的抗反流功能失调，或局部机械性抗反流机制障碍，不能阻止胃、十二指肠内容物反流到食管，以致胃酸、胃蛋白酶、胆盐和胰酶等物质损伤食管黏膜，引起炎症、糜烂、溃疡或狭窄纤维化等病变。临床表现为吞酸、吐酸、胸骨后烧灼不适感或灼痛、吞咽障碍等。中医药在本病的调治中具有十分重要的作用。

本病属于中医学"吞酸""吐酸""胸痹""噎食""吐血"等范畴，多因饮食不节、情志不畅和脾胃虚弱等。饮食不节可直接伤及食管与胃，并可助热化火，化燥伤津。若嗜食肥甘厚味则可助湿生热，以致湿热蕴结，痰结气阻，食管不利，胃气不降，甚则上逆而发生本病。在药物治疗的同时重视饮食，能够改善、缓解症状。根据临床表现，可将本病分为肝胃不和、胃腑湿热、脾胃虚寒、脾胃阳虚、胃阴亏虚5种证型，并根据不同证型选择不同的药膳调养。

1. 肝胃不和证

临床主要表现为胃脘痞满，时痛，引及两胁胀痛或窜痛，嘈杂呕逆，嗳气吞酸，食欲欠佳，心烦易怒，善太息，舌苔薄白或薄黄，脉弦。治宜疏肝理气，和胃止痛。

（1）香姜蒸猪肚：香附15g，生姜15g，猪肚200g，山药粉200g，盐5g，鸡精3g，细葱花10g。将香附、生姜用清水洗净后切成细粒，焙干后打成细粉，猪肚洗净后切成长6cm、宽1.5cm的长条，用盐和鸡精拌匀，腌制15min后，再与香附粉、生姜粉和山药粉拌匀，整齐摆放于盘内，加盖，置旺火笼内蒸至熟透，撒上细葱花。空腹或佐餐服食，每日1次，可健胃止呕、顺气止痛。

(2) 香陈扁豆菜粥：香附 10g，陈皮 10g，白扁豆 30g，糯米 150g，小白菜 100g，骨肉汤 1500ml，食盐 3g。香附和陈皮用水洗去浮尘，装入细纱布袋中，扎紧袋口，白扁豆、糯米淘洗干净，共入锅内，与骨肉汤共煮为稀粥。弃纱布药袋，加入洗净切段的小白菜，再煮沸 5min 即成。空腹温热服食，食前加盐调味，可健脾胃、理气滞、镇隐痛、止呃逆。

(3) 佛手柑粳米粥：佛手柑 15g，粳米 100g，冰糖适量。佛手柑切成片，装入洁净纱布袋中，扎紧口。粳米淘净，加水适量煮粥。待粥约 8 成熟，把纱布袋放入锅中，再煮约 15min，下冰糖溶化调匀，弃纱布袋，趁热食之，每日 2 次，可行气止痛、养胃。

(4) 桂皮羊肉豆粥：肉桂皮 10g，羊肉 250g，粳米 150g，嫩蚕豆 500g，草果 5 枚，生姜 20g，葱花 5g，香菜 5g，食盐 3g。将肉桂皮、草果用清水洗去浮尘，生姜洗净、拍碎，一起装入细纱布袋中，扎紧袋口。羊肉洗净，切成小块，嫩蚕豆和粳米淘洗干净，共入锅内，加清水约 2000ml，大火烧沸时撇去浮沫，改文火熬至羊肉酥烂即成。出锅前弃纱布药袋。空腹温热服食，食前加葱花、香菜和食盐调味，每日 1 次，可补脾益胃、温中止呕。

(5) 鲜马齿苋姜汁：鲜马齿苋 100g，生姜 10g，蜂蜜 10g。生姜去皮，洗净，取汁留用。鲜马齿苋除去杂质，洗净，放入温水中浸泡片刻，捞出后，捣烂取汁。将两汁兑在一起，掺入蜂蜜即成。每日早、晚分服，当日服完，隔日 1 次，连续服用 4~6 周。若取材方便，且服后无不良反应，可以天天服用，可清胃解毒、温中止呕。

(6) 香姜萝卜粥：香附 6g，高良姜 15g，粳米 100g，白萝卜 100g，鲜骨汤 2000ml，葱花 5g，红糖 20g。香附、高良姜用清水洗去浮尘，泡软切成薄片，粳米淘洗干净，与鲜骨汤共煮为粥，小白菜在出锅前 3min 下锅，煮二三沸即成。空腹温食，食时可加葱花、红糖调味。每日 1 次，可温中止呕、理气止痛。

(7) 鲜笋山药粥：鲜竹笋 50g，鲜山药 150g，生姜 10g，粳米 100g，骨肉汤 1500ml，食盐或红糖适量。粳米用清水淘洗干净。鲜竹笋洗净后，在沸水中烫一下，捞出，用清水洗净，切成细粒。鲜山药去须根，刮洗干净后切成薄片。生姜洗净，切成细末，共入锅中，注入骨肉汤，熬成稠粥。用食盐或红糖调味后，温服。每日2次，可补脾益胃、益肺滋肾、养阴润燥。

（8）枣莲柏子仁粥：大枣12枚，莲子30g，柏子仁8g，粳米100g，骨头汤2000ml，红糖适量。柏子仁焙干，研成末。莲子泡发，去心。大枣泡软去核。粳米淘洗干净，与骨头汤共煮为粥，加入柏子仁煮沸1min即成。空腹温食，食时可加红糖调味。每天1次，可健脾胃、安神志、止隐痛、止呃逆。

2. 胃腑湿热证

临床主要表现为胃脘痞闷灼热，吐酸，口臭，口苦口干，心烦易怒，尿黄，便秘，舌苔黄腻，舌质红，脉弦滑。治宜清热祛湿，和胃止痛。

（1）茭白炒猪肝：猪肝500g，茭白250g，淀粉、黄酒、盐、味精、芝麻油适量。猪肝去净筋膜，放水中浸2h，切成厚约0.3cm的片，加湿淀粉上浆后备用。茭白切片备用。将炒锅放火上，下猪肝片，用推勺拨散，待变色断生时，用漏勺沥油，另盘盛放。锅内留少许油，烧热后，加茭白煸炒几下，加黄酒、盐，淋少许清汤，加盖煮5min。放味精，用湿淀粉勾芡，放入猪肝，淋上芝麻油，盛起食用，当菜佐餐食之，可清热利湿、除烦解渴、养肝明目。

（2）五香蕹菜：蕹菜500g，猪瘦肉250g，葱花、姜丝、酱油、盐、花生油、味精、花椒适量。蕹菜洗净，切碎，猪肉切片备用。炒锅置于旺火上，加入花生油，烧至8成热，放进花椒、葱花、姜丝，煸至发香，将猪瘦肉倒入锅中，炒至肉变色，加适量水煮至肉熟。加入蕹菜，炒至菜熟，加入味精即成，可佐餐食之，可清热除湿、凉血解毒、和胃行气、润肠通便。

3. 脾胃虚寒证

临床主要表现为病久体虚，时见胃脘冷痛，呕吐呃逆，泛吐清水，胃脘痞胀，隐痛绵绵，纳食少，食入难化或食稍多则胀甚，面色无华，乏力神倦，畏冷怕寒，四肢痿软，大便溏薄，舌淡，脉弱、迟缓或弦缓。治宜温中散寒，和中降逆。

（1）花生山药粥：花生60g（去花生衣），山药30g，百合15g，粳米100g，冰糖适量。将粳米淘洗干净，与洗净的花生、山药、百合同入锅中，加水适量，大火煮沸后，改小火煮成稠粥。粥将成时调入打碎的冰糖，待糖溶化即成，早晚分食，可健脾益气、和中安神。

（2）白胡椒煲猪肚：猪肚1个，白胡椒15g，盐少许。将猪肚去油膜，整只洗净。白胡椒打碎后放入猪肚内，并加入少许盐，猪肚口用线扎紧，放入砂锅内，加水适量。文火煲至猪肚熟烂，稍加调味即可。趁热佐餐，食猪肚喝汤，每周1次，可连服4~8次，可温阳健胃。

（3）茴香根炖羊肚：羊肚1个，鲜茴香根500g，盐适量。将羊肚整只洗净，鲜茴香根洗净，一同放入砂锅中，加水适量，大火烧沸后，改用小火煨至羊肚熟烂，加盐调味即可。趁热食羊肚、茴香根，并喝汤。每次可食肚与茴香根100g，喝汤50ml，每日2次，可暖中和胃、行气止痛。

（4）砂仁豆蔻鲫鱼汤：砂仁5g，豆蔻5g，甘草3g，鲫鱼300g，葱、姜、料酒、精盐、味精、麻油适量。将砂仁、豆蔻用水洗净，晒干或烘干，研为细粉备用。甘草洗净后，切成碎末。再将活鲫鱼宰杀，除去鳞、鳃和内脏，清水洗净，沥干水分。将砂仁、豆蔻、甘草放入鱼腹中，把鱼放入盘中，加葱、姜、料酒、精盐，隔水蒸熟，调入味精，淋上麻油即成。当菜佐餐，随意服用，可健脾暖胃、和中止呕、利湿消肿。

（5）丁香姜枣饮：丁香3g，生姜6g，大枣5枚。生姜、大枣洗净，切片，放入锅中，加适量水，大火煮沸后，改中火煨20min，投入丁香，焖10min即成。随意饮服，饮汤嚼枣。丁香味辛，性温，能温中降逆、温肾助阳；生姜味辛，性微温，能发汗解表、温中止呕、温肺止咳；大枣味甘，性温，能补中益气、养血安神、缓和药性，三药合奏温中降逆、和胃止呕、行气消积之功，适用于脾胃虚弱、气机不畅的反流性食管炎，症见胸脘痞胀不适、胃中觉冷、恶心泛酸等。

4. 脾胃阳虚证

反流性食道炎（脾胃阳虚证）的主要症状是胃脘痛，腹痛，形寒肢冷，大便溏薄，食少纳呆，少气懒言，面色㿠白，或呕吐清水，舌淡，苔薄白，脉沉细弱。治宜温运中阳。

(1) 茱萸生姜粥：吴茱萸2g，生姜2片，粳米50g，葱白2节，红糖适量。吴茱萸研为细末，粳米淘洗干净，加水煮粥。待粥好时，下吴茱萸及生姜、葱白、红糖，稍煮5min即可，可温中健脾、和胃。

(2) 荔枝大枣粥：鲜荔枝5枚，大枣6枚，粳米50g，白糖50g。鲜荔枝去壳、核，粳米淘净，大枣洗净。锅内加水，放入粳米、大枣煮粥。粥将熟时，下荔枝肉及白糖，再稍煮片刻，趁温热适量食之，可生津养血、理气止痛、补脾益胃。

(3) 砂仁粳米粥：砂仁3g，粳米100g，红糖适量。砂仁捣成细末，粳米淘洗干净，加水煮粥。待粥好时，调入砂仁末、红糖，稍煮3min左右即成。早晚空腹温热食之，连服3~5日，可和中养胃、健脾益气。

(4) 参芪羊肉羹：党参20g，黄芪20g，当归10g，羊肉500g，生姜10g，葱白10g，芡粉20g，盐适量。羊肉洗净，剔去筋膜，切成小块，入沸水中焯片刻捞出，再洗净。党参、黄芪、当归放入洁净纱布袋中并扎好口，生姜、葱白切成碎末。将羊肉块和药袋一起放入砂锅中，加水适量，先用大火烧沸，撇去浮沫，移至小火上煨2~3h，以羊肉熟烂为度。捞出药袋，加入生姜、葱白，调入芡粉，放盐，再煮5~7min即可。1剂分4次服，2日服完。趁热食用，单食或佐餐均可，冬季食之尤宜，可温补脾胃、益气升阳。

(5) 姜橘鲫鱼羹：鲫鱼1条（250~500g），干姜3g，橘皮3g，白胡椒1g，葱白10g，生姜6g，芡粉15g，黄酒、盐适量。鲫鱼去鳞，剖腹，除内脏及鳃，洗净。干姜、橘皮、白胡椒、生姜研细末。先用黄酒、干姜粉、盐抹鱼身渍片刻，然后把鱼放入锅内，加适量水，先武火烧开，再改用文火熬至鱼烂熟，拣去鱼骨不用，加入生姜末、葱白、橘皮末、白胡椒粉，煮沸勾芡即成。温热食用，每次1碗，每日1~2次，连用5~7日，可温中回阳、理气和胃。

5. 胃阴亏虚证

反流性食管炎（胃阴亏虚证）的主要症状是呕吐泛酸，或泛吐少量不消化食物，时有烧心感，嘈杂似饥，口干少津，大便干结，舌红或偏红，舌面少津，脉细弦。治宜滋阴生津，和胃降逆。

(1) 银耳山药扁豆羹：银耳20g，山药90g，白扁豆30g。银耳用温水泡发，洗净，撕碎。山药洗净，切片。白扁豆洗净，晒干或烘干，研末备用。将银耳、山药放入砂锅，加清水适量，大火煮沸后，小火煨煮15min，将白扁豆末拌入，再煮30min，成稠羹即可，早晚分服，可养阴生津、健脾和胃。

(2) 百合鸡肉末羹：净鸡肉100g，百合200g，生姜1块，盐、味精、湿淀粉、葱末适量。鸡肉洗净，放入沸水中焯片刻，再用冷水洗去污物。生姜拍扁，同鸡肉一并放入锅中，加黄酒适量，小火炖煮30min。将鸡肉捞出，拆下炖烂的鸡肉，剁成肉末，备用。将百合掰开，放碗中，上笼盖好，旺火蒸20min。将砂锅放在旺火上，倒入炖煮的汤汁，放入鸡肉末及蒸酥的百合，加盐、味精，用湿淀粉勾芡，撒上葱末即成，可当菜佐餐，可滋阴生津、清热和胃。

(3) 甘蔗橘皮生姜汁：甘蔗250~500g，鲜橘皮50g，生姜15~30g。甘蔗去皮，洗净，与洗净并切碎的鲜橘皮、生姜共捣烂取汁，和匀饮服，或煎后热服，可分3~4次服用，可益胃和中、下气止呕。

(4) 麦冬生地藕节饮：麦冬20g，生地黄15g，藕1节。先将麦冬、生地黄煎煮浓汁，去渣，再煮藕作汁，三汁相合，不拘时，频频饮，可滋阴生津、和胃降逆。

(5) 麦冬粳米粥：麦冬30g，粳米100g，冰糖适量。先用麦冬煎汤，去渣取汁备用。粳米淘洗干净，加水适量煮粥，粥快好时，加入麦冬汁和冰糖，调匀稍煮即可，早晚分服，可补中和胃、养阴除烦。

(6) 沙参玉竹煲老鸭：老公鸭1只（约2000g），沙参30~50g，玉竹30~50g，葱、姜、味精、盐少许。老公鸭去毛及内脏，洗净，放入砂锅内，再放入沙参、玉竹及葱、姜，加适量水，用武火烧沸后，改用文火煲1h以上，以鸭肉熟烂为度，最后放盐、味精即成。空腹吃鸭喝汤，适量食之，可滋养胃阴、生津除热。

（六）慢性萎缩性胃炎的中医分型与治疗

慢性萎缩性胃炎临床上表现为上腹部隐痛不适、痞闷、恶心、呕吐、纳差、胀满、嗳气、泛酸、神疲乏力等，属于中医学"胃脘痛""痞满""嘈杂""反酸"等范畴，多因饮食劳倦，损伤脾胃；或肝郁气滞，胃失和降，胆汁反流入胃；或禀赋不足，脾胃虚弱以致湿热内蕴，灼伤胃膜，气机阻滞，血流不畅等。刘启泉等认为胃气失和，气机不利，胃失濡润是慢性萎缩性胃炎最基本的病机，导致胃失润降的因素不外乎气（气机郁滞）、血（瘀血停滞）、湿（湿浊中阻）、热（热毒蕴结）、虚（阴液亏虚）。病机不离肝郁脾虚、胃阴不足、脾虚湿热、气滞血瘀等。

1. 辨证分型

目前国内尚无统一标准，常分为一型、二型、三型、四型、五型，现分述如下。

（1）一型。李恩复用胃元汤（由麦冬、白芍、当归、瓜蒌等组成）随症加减治疗慢性萎缩性胃炎 523 例，疗程分别为 3 个月、6 个月、6 个月以上，痊愈率分别为 11.4%、23.7%、30.18%。上海曙光医院蔡淦用乐胃煎（由党参、白术、茯苓、陈皮、莪术、丹参等组成）治疗慢性萎缩性胃炎的有效率为 88.24%。湖南中医学院郑朝晖用益胃汤（由芡实、百合、党参、白芍、蒲公英、麦冬等组成）治疗慢性萎缩性胃炎的有效率为 87.0%。

（2）二型。杨春波教授将慢性萎缩性胃炎分为二型，采用胃炎 1 号方和胃炎 2 号方治疗。程焕章主张以脾胃气虚为主者口服新胃 1 号合剂（由党参、当归、莪术、石菖蒲、蒲公英、生甘草等组成），以气阴亏虚为主者口服新胃 2 号合剂（由太子参、北沙参等组成），疗效俱佳。

（3）三型。董建华教授将慢性萎缩性胃炎分为气阴两虚、虚火灼胃、脾胃虚弱三型，分别采用甘草养胃方、酸甘养胃方、甘温健胃方治疗，临床症状改善率为 98.7%。李春越将慢性萎缩性胃炎分为胃阴不足、胃阳虚、胃阴阳两虚三型，分别用自拟三酸汤、香砂六君汤合理中汤、益胃汤治疗，总有效率为 93.5%。

（4）四型。许自诚治疗慢性萎缩性胃炎 88 例，分为脾胃虚寒、肝胃不和、胃阴不足、脾胃湿热四型，分别用黄芪建中汤合良附丸、柴胡疏肝散、沙参麦冬汤、三仁汤合藿朴夏苓汤治疗，临床总有效率为 97.7%，胃镜总有效率为 47.1%，病理总有效率为 61.7%。董晓敏等将慢性萎缩性胃炎分为脾胃虚弱、脾虚肝郁、脾胃湿热、胃阴不足四型进行辨证论治，治疗 32 例患者，对照组的 24 例患者未分证型，均口服硫糖铝，疗程均为 2 个月，治疗组总有效率为 78.13%，明显优于对照组且有显著性差异（$P<0.01$）。李美康将慢性萎缩性胃炎分为脾胃虚寒、肝胃气滞、胃阴亏虚、瘀阻胃络四型，对治疗组 52 例患者进行辨证论治，对照组 40 例患者服用三九胃泰冲剂，治疗组总有效率为 92.3%，与对照组相比有显著性差异（$P<0.01$），治疗组舌象改善率为 88.6%，镜下胃黏膜改善率为 92.61%；对照组舌象改善率为 62.88%，镜下胃黏膜改善率为 60%，但差别无统计学意义。

（5）五型。王军录用辨证分型法治疗慢性萎缩性胃炎 112 例，将慢性萎缩性胃炎分为胃阴不足、寒热错杂、气滞血瘀、气郁化火、脾胃虚寒五型，总有效率为 96%。刘忠信从肝论治慢性萎缩性胃炎 210 例，分为五型：肝胃不和施以疏肝和胃法，方用柴胡疏肝散合左金丸、金铃子散加减；脾虚气滞施以疏肝健脾法，方用四逆散合香砂六君子汤加减；肝郁化热伤阴施以清肝养阴法，方用丹栀逍遥散合沙参麦冬汤加减；气滞血瘀施以理气化瘀法，方用失笑散合丹参饮加减。

2. 中成药治疗

（1）片剂。胃复春片，由香茶菜、枳壳等组成，具有健脾益气、活血解毒之功效。每次 4 片，每日 3 次。于兆安用胃复春片治疗慢性萎缩性胃炎取得较好疗效，并认为该药对脾胃虚弱证效果较好。

（2）胶囊。温胃舒胶囊，由党参、白术、山楂、黄芪、肉苁蓉、肉桂、砂仁等组成，具有扶正温胃、理气止痛之功效。临床用于胃寒证，每次 2 片，每日 3 次。胃炎胶囊采用祖传验方，由人参、三七粉、白术、木香、白及等组成，具有补气益阴、活血化瘀之功效，林越汉用其治疗慢性萎缩性胃炎 100 例，总有效率为 80%。

（3）冲剂。养胃冲剂，由芡实、党参、白术、香附、陈皮、山药等组成，具有养胃健脾、理气和中之功效，临床用于脾虚气滞证。还有胃笑冲剂、胃康冲剂、舒肝健胃冲剂等。

（4）颗粒。逆转乐，由黄芪、白及、蚕沙、马齿苋、乳香、没药、五倍子等组成，具有祛腐消痈、生肌之功效。

（5）丹剂。摩罗丹，由茵陈、鸡内金、百合等组成，具有凉润通降之功效。

（6）口服液。健脾口服液，每日 500ml，分 2 次口服，3 个月为 1 个疗程，连续治疗 2 个疗程，效果较好。还有胃舒康口服液（由党参、白术、枳壳等组成），每次 10ml，每日 3 次，饭前 30min 服，疗效颇佳。

3. 其他治疗

（1）针刺治疗。有学者以中脘、章门、脾俞、胃俞为主穴，脾胃虚弱者加足三里、内关，脾胃虚寒者加足三里、阴陵泉、太白，胃阴不足者加内关、三阴交、太溪、地机，总有效率为 80.4%。还有学者以中脘、胃俞、内关、足三里为主穴，根据辨证分型配穴，肝胃不和者加肝俞、太冲，中焦有热者加天枢、丰隆，脾胃虚寒者加脾俞、气海俞，胃阴不足者加三阴交，总有效率为 94.6%。

（2）穴位注射。吴明霞治疗慢性萎缩性胃炎 31 例，取穴足三里、脾俞、胃俞，肝胃不和者配肝俞，湿热者配阴陵泉，气滞血瘀者配梁丘。药物用黄芪注射液、维生素 B_1，每次 2ml，隔日 1 次，3 个月为 1 个疗程，治疗 2 个疗程，总有效率为 96.8%。

（3）灸药结合治疗。许佳年取穴足三里（双侧）、天枢（双侧）、中脘，药用党参、黄芪、石斛、肉桂等量，研细末，每穴 5g，加姜汁调糊，制成直径 10mm、厚 2mm 药饼，置穴位上，艾条悬灸，每次 20min，每日 1 次，并用胃炎合剂，每次 10ml，每日 2 次，2 个月为 1 个疗程，总有效率为 93.33%。

（4）针挑治疗。宁小军以针挑治疗慢性萎缩性胃炎 45 例，与药物治疗组对比，结果表明针挑治疗组较药物治疗组为优，提示本疗法简便，疗效满意。

（5）毫米波治疗。李星五等用微波治疗仪治疗慢性萎缩性胃炎 18 例，有效 9 例，显效 6 例，总有效率为 83.3%。

（6）脉冲毫米波治疗。由福建中医药大学与福建省轻工研究所联合研制的脉冲毫米波治疗仪，较毫米波治疗仪更先进。取穴足三里、中脘，每次 30min，每日 1 次，每周 5 次，3 个月为 1 个疗程。

4. 调护

（1）饮食。患者只要认真服药，调整好饮食，胃痛等症状会明显改善。中医学认为，脾胃为后天之本，饮食水谷必须经过脾胃的消化、吸收，才能对人体产生益处。所以治疗慢性萎缩性胃炎必须重视饮食的调理。杨春波教授认为不能盲补，补要分温凉，切忌生硬，细嚼慢咽。河北省中医学院（现为河北省中医药大学）李恩复教授认为，饮食宜温、宜软、宜鲜、宜淡、宜少、宜精、宜洁、宜缓。上海医科大学杨蕊敏教授认为，慢性萎缩性胃炎患者所食食品要新鲜且富有营养，保证有足够的蛋白质、维生素及铁元素摄入，按时进食，不暴饮暴食，不吃生冷或过热食物，不吃刺激性调味品如辣椒等，节制饮酒，不吸烟以避免尼古丁对胃黏膜的损害。

（2）精神。中医学认为，多思则气结，暴怒则气逆，悲忧则气郁，惊恐则气乱，由此造成机体气机郁滞，升降失职，从而导致肝失疏泄，横逆犯胃，胃失和降而产生胃痞等一系列症状。因此，慢性萎缩性胃炎患者应解除种种思想顾虑，保持良好的情绪，树立战胜疾病的信心，积极配合医生治疗，可取得事半功倍的效果。

（3）作息。慢性萎缩性胃炎患者可以参加轻微的运动，但应避免过度疲劳。按时作息，注意劳逸结合。此外，还要注意保暖，避免感冒，保持天天通大便的良好习惯。

（七）福建屏南药膳的传承与发展

屏南县位于福建省东北部，雍正十二年（1734）建县，辖4镇7乡152个行政村7个社区，总人口近20万。屏南平均海拔为830m，是福建省平均海拔最高的县城之一。屏南拥有得天独厚的生态气候优势，年平均气温为17℃，冬无严寒，夏无酷暑，素有"天然大空调"之美誉。屏南为福建省十佳林业县，森林覆盖率达76.4%，绿化率达92.2%，自然景观奇特，风景名胜众多。

1. 传承内容

（1）发现、收集丰富的中草药资源。屏南山地约占县城面积的81%。境内高差1400多米，垂直分布物种丰富。林越汉团队从2008年开始深入山间乡野辨认、收集中草药，累计发现1200种，民间普遍应用的有400种。此外，人工栽培的中药材还有30多种。屏南中草药分为7大类，包括草本类、蔬菜类、坚果类、菌类、名贵中药材等。近年来，企业、专业合作社种植绿色名贵中药材，建立的中药材种植基地已初具规模。此外，屏南还盛产油茶，制作的山茶油可活血化瘀。

林越汉团队实地鉴别，收集各种中草药，并拍图对照，确认学名，避免误用而带来健康危害。经过努力，到目前为止，林越汉团队已核准土名、确认学名的中草药近 200 种。

(2) 收集完善药膳食谱。屏南药膳丰富，遍及城乡。这些口口相传的药膳食谱繁杂且分散，林越汉团队入村入户寻访，进行文字记录，按食疗、食补、疗补兼有进行初步归类，在专家指导下剔除不合理食谱，调整不科学的配伍，最终保留 120 道传统药膳食谱。例如，寒草煮粉干：铁棱角（香茶菜）等中草药与墨鱼干、粉干同煮，加入屏南老酒、香菜、辣椒，防治风寒感冒效果好；补虚番鸭汤：牛奶子根、与番鸭同煮，加屏南黄酒、葱、生姜、盐调味，具有益气补虚、解毒除湿的功效。

(3) 挖掘整理药膳文化。经考证，早在商周时代，屏南就已经有人类居住，至今已有 1280 多年历史，然药膳文字记载极少。林越汉团队积极挖掘中草药资料，发现乾隆五年（1740）《屏南县志》"物产"篇提到：凡天地间特产，皆民生日用所需。然辨其土宜、勤其树畜、樽节爱养之道，不可不讲也。书中所列"药之属"等，有黄连等 80 余种。

乾隆三年（1738），屏南设立官医局，延医开诊，为屏南官方史料记载最早的官方中医业。村医陆敦信在岭下开设"同春堂"中药铺，经营中药材 400 多种。开县县令沈钟曰："民间诊病间有食草药者，治亦颇效。"古时候，屏南中医治病防病包含药膳食疗、食补，这就是屏南药膳的前身。

2. 传承形式

(1) 延请专家传帮带。林越汉团队的诚心和执着得到了中国药膳研究会、福建药膳研究会的厚爱，领导与专家多次莅临屏南，指导开展药膳活动。林越汉团队请专家规划设计屏南药膳产业，指导建设道地药材试验基地，引进养生佳品冬虫夏草等并试种成功，指导人工移植栽培野生黄精 100 万 m^2，以及金线莲、有机铁皮石斛 $33.3m^2$。

(2) 争创知名品牌。屏南药膳藏在深山人未识，在屏南县委、县政府的关心和支持下，林越汉团队成立药膳与"全国生态功能示范区"等融合的品牌，负责组织品牌申报，收集资料，拟写文本，依照程序申报药膳名县。2016年10月，屏南被授予"全国民间药膳示范县"称号。

（3）开展公益培训。林越汉团队经常深入城乡药膳饮食店，同从业人员探讨药膳食谱，规范中草药和食材使用，现场指导药膳配伍。同时，通过以会代训、开办讲座等形式免费举办药膳培训。2021年5月，苏维邦在屏南一中举办"屏南药膳"专题讲座，让药膳文化走进校园。多年来，林越汉团队累计举办药膳培训班15期，免费提供《实用药膳培训教材》600册，普及药膳知识，提高药膳制作技能。

（4）组织示范交流。组织示范，以点带面是林越汉团队开展传承活动的重要举措。选择药膳做得较好、信誉好的餐馆作为示范点，规范指导，提升药膳饮食水平。扎实的传承工作，不断扩大了屏南药膳知名度，促进了行业交流。湖北蕲春、浙江磐安等县市先后前来交流。

（5）精心举办美食节。药膳美食节是药膳产业展示、交流、提升的最好平台，已先后举办6届，首届举办于福建药膳研究会屏南分会成立之时。

（6）药膳产业扶贫成果。随着知名度的提高，药膳消费市场逐步拓展开。作为涉及千家万户的"短平快"项目，药膳产业为脱贫做出了积极贡献。上游的采药、种药人员约3100人。规模种植效益明显，贫困户上山采集中草药，或在房前屋后种植中草药，实现增收。亦有贫困户专门开设中草药店，一年收入数万元，因此实现脱贫。

发展药膳饮食业，解决了5000多人就业问题。屏南从城关到乡村，凡酒店、饮食店，必有几道药膳，养生美食增加了经济效益，厨师月平均工资达6000多元，步入了小康队伍。与此同时，药膳作为旅游六大要素之首的"吃"，大大丰富了屏南独具特色的旅游文化，推动了养生旅游业的发展，对旅游产业的贡献率达到21%。

为了检验药膳产业扶贫成果，屏南县政府于2019年春节在福州举办"年货节"，苏维邦担任总顾问，苏美霖负责项目协调。政府搭台，农家唱戏，以康养药膳为特色的年货琳琅满目，清香扑鼻的药膳美食，让追求健康的人们流连忘返。

（八）溃疡性结肠炎医案

林某，女，35岁，工人。2004年确诊慢性溃疡性结肠炎，服用过氮磺胺吡啶、泼尼松等西药，仍反复发作。2008年3月1日初诊，大便日行3~4次，夹脓血，肛门灼热，伴里急后重感，腹痛，面色晦暗，形体消瘦，舌质紫、边有瘀斑，脉弦数。

脉证合参，属于中医"痢疾""肠澼"等范畴。治宜活血化瘀，清热解毒。方取苦黄汤灌肠治疗。

处方：苦参20g，大黄10g，金银花20g，地榆20g，败酱草20g，桃仁20g，红花10g，赤芍20g，白及20g，水煎浓缩为200ml，每晚睡前灌肠1次，药液必须保留1h以上。治疗期间，患者劳逸结合，保持乐观情绪，饮食以清淡为主。

患者治疗1个月后，症状逐渐好转，继续采用上方，隔日灌肠1次，继续治疗2个月，诸症基本消失。

按 溃疡性结肠炎是以腹泻、黏液脓血便、伴有腹痛为特征的大肠黏膜慢性炎症和溃疡性病变，癌变率高，被医学界列为难治病之一。林越汉采用家传苦黄汤灌肠治疗的理由：灌肠治疗可使药物直达病所而发挥作用，可使中药有效成分直接作用于肠壁，充分接触病灶，起到局部治疗作用。中医学认为，溃疡性结肠炎病程较长，缠绵难愈，属于"久病入络""久病必瘀"的阶段。现代医学研究也表明，局部血液循环障碍是溃疡性结肠炎难以修复的重要原因。故方中采用桃仁、红花、白及、赤芍等活血化瘀药物，不仅能改善肠组织缺血、缺氧、水肿等，还能供给肠组织充足的营养物质，促进肠黏膜上皮细胞再生和组织修复，最终使瘀血去而新血生，腐肉去而新肌生，溃疡逐渐愈合。溃疡性结肠炎多因湿热邪毒内蕴大肠，导致气血阻滞，肠道功能失司，脉络受损而发病。因此清除湿热邪毒是溃疡性结肠炎得以痊愈的关键，也是中医辨证求因、审因论治的体现。故方中采用大黄、苦参、败酱草、黄连等大量清热解毒中药。现代医学研究也证实这几种中药对多种革兰氏阳性菌和革兰氏阴性菌有抑制作用，且有一定抗炎、抗过敏作用。大黄还能荡涤湿毒，减少肠道对有毒物质的吸收。通过直肠给药，使湿祛热除毒解，溃疡自愈。

（九）慢性萎缩性胃炎医案

张某，女，42岁。2006年11月15日初诊。患者自诉胃脘痞闷，时有疼痛，饮食不佳，头晕乏力反复发作5年余。B超和实验室检查均未发现异常。胃镜提示：胃黏膜色淡平薄，白相为主。幽门螺杆菌阴性。病理报告：胃腺体萎缩，胃镜及病理活检诊断为慢性萎缩性胃炎，伴有肠上皮化生和不典型增生。症见胃脘胀闷不舒，嗳气，食少，头晕乏力，形体消瘦，大便软，小便短，舌质红，苔薄少，脉细弱。

该患者存在"久病必虚"的症状，如头晕乏力、形体消瘦、脉细弱。又存在"久病必瘀"的症状，如时有腹痛，即中医学"不通则痛"之说。治宜补中益气，健脾和胃，理气止痛。方用香砂六君子汤加减。

处方：党参15g，丹参15g，白术6g，枳壳4g，茯苓15g，广木香6g，麦芽15g，甘草3g，三七5g，延胡索6g，砂仁3g（后入），川楝子15g。水煎，分2次服，连服1周。

二诊：患者服上药后，胃胀、胃痛基本消失，饮食增加，精神好转，舌质淡红，苔薄少，脉细数，照上方，减川楝子、延胡索，加黄芪15g、白及15g。7剂，每日1剂，水煎服。

三诊：患者服上药后，诸症好转，面色红润，二便正常，饮食倍增。舌质淡红，苔薄少，脉细数。予党参15g，白术6g，怀山药12g，茯苓15g，丹参15g，白及12g，木香5g（后入），甘草3g，砂仁4g（后入），煮半夏9g，黄芪20g，延胡索6g。水煎服，每日1剂，续服1周。同时叮嘱饮食以软质为主，以稀饭与面条较佳，忌粗硬辛辣之品。

四诊：患者来诊，自诉胃脘闷胀等症均减，能从事轻微体力工作。照上方续服2周，以巩固疗效。

按 慢性萎缩性胃炎是消化系统的一种常见病、多发病，病程长，病势缠绵，世界卫生组织将其列为癌前状态，属于中医学"胃痛""痞症""腹胀"等范畴。临床表现以气虚血瘀多见，故方取香砂六君子汤加减，方中党参、白术、怀山药健脾和胃；木香、砂仁理气止痛；黄芪补气；煮半夏止呕降逆；丹参活血祛瘀，药中病机，故疗效尚佳。且活血化瘀中药可以改善胃微循环，增加黏膜血量，改善缺氧状态和营养物质供应，促进胃黏液的产生，保护胃黏膜屏障，使萎缩腺体和胃功能恢复正常。患者上述症状明显改善，半年后胃镜复查已转为慢性浅表性胃炎。古语有云："脾胃有病，奈何中州之医，不善扫除仓廪，是陈积而不能去也。"因此，林越汉主张化瘀祛陈洁肠，而养护胃气。

（十）中西医结合治疗老年消化道出血危重症医案

上消化道出血是常见的急症，临床上采用止血、抗酸、补液等治疗，效果尚佳。但对某些危重患者合并上消化道出血的治疗仍棘手，尤其老年人更为难治。林越汉遇到几例危重病合并消化道出血的老年患者，采用中西医结合治疗取得较好效果。

1. 肝硬化并发上消化道出血

陈某，男，83岁，教师。1985年患急性乙型病毒性肝炎，治疗不当，转为慢性乙型肝炎，后转为肝硬化。1993年11月3日，陈某因饮食不慎，突然出现呕吐胃内咖啡样血块2次，量多，面色晦暗，四肢冰冷，即住院治疗，呕吐物潜血试验阳性，诊断为肝硬化并发上消化道出血。用西咪替丁静脉滴注，每日2次，同时给予中成药白及乳剂，每次30ml，每日3次，连续治疗1周，呕血等症状消失，患者自觉良好。

按 该患者患肝硬化时间较长，食管、胃底静脉处于曲张状态。因饮食不慎，损伤脉络而导致出血。现代医学研究表明：肝硬化合并上消化道出血，如果采用血管收缩剂类的止血药物，可使肝脏血流量明显减少，加重肝脏缺血缺氧，有导致肝衰竭的风险，同时可导致胃黏膜血流低灌注，造成曲张静脉表面的黏膜糜烂，曲张破裂的静脉壁不易愈合，以致肝硬化患者反复发生上消化道出血。因此，林越汉采用西咪替丁治疗，通过竞争性抑制胃黏膜壁细胞上组织胺第1型受体，达到有效抑制胃酸分泌、迅速愈合溃疡的目的。同时配合中成药白及乳剂口服。白及乳剂是治疗上消化道出血的经验方，具有收敛、止血、生肌功效。它与西咪替丁合用，相辅相成，疗效宏捷，值得推广应用。

2. 肺源性心脏病合并上消化道出血

李某，男，68岁，退休工人。曾有慢性支气管炎、肺源性心脏病史，经常咳嗽痰黏，伴有心悸、胸闷、气喘。2天前因感冒出现畏冷发热，咳嗽，气喘。某医院采用头孢类、对乙酰氨基酚等治疗后，昨天出现上腹部闷痛，拉柏油样大便2次，量多，即来治疗。大便潜血试验阳性。症见咳喘，痰白黏，伴有心悸胸闷，舌质淡红，苔薄白，脉滑数。治宜宣肺止咳平喘，药用炙麻黄6g，炙款冬花6g，苦杏仁9g，桔梗9g，川贝母9g，桑白皮9g，前胡10g，枇杷叶10g，瓜蒌10g，水煎服，每日1剂。同时予西咪替丁静脉滴注，每日2次。前后调治2周，咳喘减轻，大便转黄，大便潜血试验阴性。

按 该患者年老久病，脏腑功能虚弱，因感冒服用西药，损伤脉络，血溢脉外，下行大肠，与大便相混，故排出柏油样大便。旧疾与新病同时发作，岌岌可危之际，必须两病相治，才能力挽狂澜，故用中药治疗咳喘，西药西咪替丁制酸保护胃黏膜，不采用止血剂和血管收缩药，以免心脏、肺脏血流量减少，避免心脏与肺脏因缺氧而症状加重，通过抑制胃酸而达到愈合伤口及止血作用，使便血消失。

3. 糖尿病酮症酸中毒合并上消化道出血

刘某，男，75岁，退休工人。糖尿病7年。昨天因参加婚礼，进食大量高蛋白、高脂肪食物，入夜出现酮症酸中毒，患者处于半昏迷状态，急送急诊科治疗。患者神志不清，言语含糊，查血糖、尿糖明显升高，同时出现酮体阳性。大便柏油样，大便潜血试验强阳性。诊断为糖尿病酮症酸中毒合并上消化道出血。立即采用胰岛素治疗，并给予生理盐水250ml，加入西咪替丁0.4g静脉滴注，每日2次。此外，还给白及乳剂，每次30ml，每日3次。前后调治1周，尿糖、血糖及酮体均转正常，大便转黄色，大便潜血试验阴性，患者神志清楚，面色转红。

按 糖尿病是老年人常见病之一，多因饮食不当诱发酮症酸中毒昏迷，或饮食不慎损伤胃络出现上消化道出血。林越汉遇此类患者，及时采用胰岛素控制血糖及尿酮体，给予口服白及乳剂与静脉滴注西咪替丁，有效抑制胃酸分泌，达到迅速愈合溃疡的目的。

4. 脑出血合并上消化道出血

陈某，男，65岁，退休工人。素有高血压病史。1995年5月11日初诊。自诉1周前因与家人吵架，愤怒激动后，突发神志不清，口角歪斜，左半身不遂。颅脑CT检查提示脑出血。经中西医结合治疗2天后，第3天出现柏油样大便，每日2~3次，大便潜血试验强阳性，诊断为脑出血合并上消化道出血。中医辨证为肝木侮土，脾不统血，治宜平肝健脾止血。方取黄土汤加减。药用灶心黄土60g，生地黄15g，白芍10g，白术6g，白及15g，仙鹤草15g，怀山药15g，茯苓12g，水煎服，每日1剂。同时采用西咪替丁静脉滴注，每日2次，治疗1周后，大便转黄，大便潜血试验阴性。

按 急性脑血管疾病是老年人常见病之一。在发病前多有体力或脑力的紧张活动，或情绪激动等诱因，出现一系列瘫痪、意识丧失等表现。现代医学研究表明，脑出血可影响丘脑下部，迷走神经功能亢进，胃泌素及胃酸、胃蛋白酶分泌增加，导致胃黏膜溃疡出血。出血量较多，铁与肠内硫化物作用形成硫化铁，故见柏油样大便。

（十一）养肝舒畅汤治疗慢性病毒性肝炎（湿热阴虚证）58例

养肝舒畅汤由玄参、麦冬、茵陈、川楝子、当归、墨旱莲、茯苓等11味中药组成，具有清湿热、养肝阴之功效。临床治疗慢性病毒性肝炎（湿热阴虚证）效果良好。林越汉采用养肝舒畅汤（即治疗组）与西药（即对照组）治疗进行对照观察，现将结果报道如下。

1. 临床资料

（1）病例选择。全部病例选自1993~1995年住院或门诊患者，均符合1990年第六届全国病毒性肝炎会议修订的分型诊断标准，并参考中华中医药学会于1991年制定的《病毒性肝炎中医辨证标准（试行）》规定的诊断标准，选择确诊的慢性病毒性肝炎（湿热阴虚证）114例为观察对象，并随机分为治疗组和对照组。治疗组58例，其中慢性迁延性肝炎32例，慢性活动性肝炎26例；男40例，女18例；年龄24~65岁，平均年龄37.5岁；病程6个月至9年，平均4.5年。对照组56例，慢性迁延性肝炎32例，慢性活动性肝炎24例；男38例，女18例；年龄26~63

岁,平均年龄35.5岁;病程6个月至8年,平均4.3年。

(2)中医证候。病毒性肝炎(湿热阴虚证),见右胁隐痛,口苦口干,乏力,腹胀,纳呆,心中烦热,身黄目黄,夜寐欠佳或多梦,小溲黄赤,舌红苔少或薄黄,脉细数或濡数。

2. 治疗方法

治疗组给予养肝舒畅汤(玄参9g,麦冬9g,女贞子15g,墨旱莲45g,川楝子9g,木瓜15g,当归9g,茵陈15g,车前草15g,茯苓12g,白扁豆10g),每日1剂,水煎至200ml,分2次温服。

对照组给予益肝灵77mg,葡醛内酯片0.1g,肌苷0.2g,维生素C 0.1g,每日3次。

两组均以1个月为1个疗程,一般治疗3个疗程。

3. 疗效观察

(1)观察指标。观察患者治疗前后临床症状、体征变化,每月查肝功能及血清乙肝病毒标记物1次,并随访6个月。

(2)疗效标准。分有显效、有效、无效。

显效:自觉症状消失,肿大的肝脾恢复正常或缩小,肝区无明显压痛或叩痛,其他慢性乙型肝炎体征减轻,丙氨酸氨基转移酶、碱剩余恢复正常,白球比正常,乙型肝炎患者血清乙型肝炎表面抗原、乙型肝炎e抗原转阴,上述指标稳定6个月。

有效:自觉症状好转,肝区压痛或叩痛好转,肝脾肿大及其他慢性乙型肝炎体征稳定不变,丙氨酸氨基转移酶、碱剩余下降50%以上,白球比好转或稳定不变,乙型肝炎患者血清乙型肝炎表面抗原、乙型肝炎e抗原转阴,上述指标稳定6个月。

无效:临床症状、体征和肝功能检测均未达到上述有效标准,乙型肝炎患者血清乙型肝炎表面抗原、乙型肝炎e抗原未转阴。

4. 治疗结果

治疗组总有效率为86.2%,显著高于对照组的67.9%,经统计学处理,治疗组与对照组疗效有显著性差异，治疗组疗效优于对照组。主要临床证候方面：治疗组胁痛、口苦口干等症状及舌象改善，明显优于对照组。实验室指标方面：对治疗组与对照组的丙氨酸氨基转移酶、碱剩余、白球比改变进行比较，治疗组优于对照组。乙肝病毒复制标记物转变方面：治疗组乙型肝炎表面抗原阴转，优于对照组，但两组乙型肝炎 e 抗原、乙型肝炎核心抗体阴转率均较低，提示养肝舒畅汤对慢性乙型病毒性肝炎病毒复制标记物阴转率近期疗效较好，远期疗效有待进一步研究。

四、媒体报道

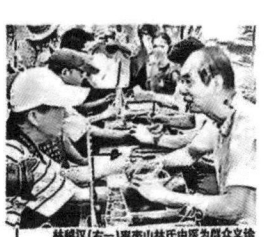

第七节 第九代林润立

一、医事传略

林润立(1986—),福州壶山林氏中医内科第九代代表性传承人。自幼由祖父林兴江悉心栽培,受家学渊源影响,习诵医典,识药认药,传承家学。19岁就能佐诊祖父开方医病。后到福建中医药大学深造,师承阮诗玮教授,在攻读中医内科硕士学位的同时,博览医书药典,遇疑难杂症无数,常与祖父探讨病例,钻研心得,林润立知识体系详备,加之天资聪颖、悟性出众,治疗用药精准,故治方每出奇效,广受患者好评。同时,林润立得到林越汉、毛德西、叶锦先等中医名师泰斗的悉心指导,并赴广东向中医泰斗、国医大师邓铁涛老前辈求索经验。得天独厚的优势使林润立擅长运用壶山林氏舌脉精诊的治疗体系,尤其突出温病学说的延展,对各类疑症难病,具有深入的研究和独到的见解。2014年,林兴江老先生为林润立正冠授杖并题四字——后继复辉。

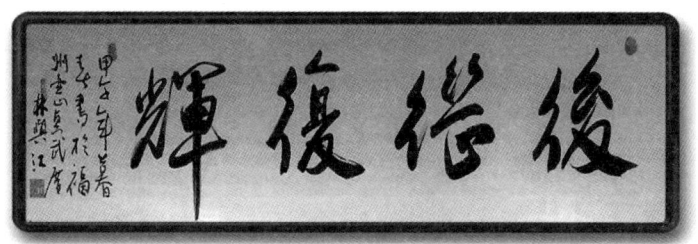

林兴江为林润立题字——后继复辉

林润立秉承壶山林氏家传秘学,并结合丰富的临床经验,承载起壶山林氏复兴重任。在发扬壶山林氏文化的同时,不仅亲自带领壶山林氏医学研究团队,致力于对壶山林氏精方、验方的文献整理与开发,将壶山林氏秘方"人参川贝散""泽脾散""益脑丸"等应用在临床中,还整合多方社会资源，重视壶山林氏文化的重建，旨在使之产业化，使壶山林氏文化更好地传承、发展。

二、学术特色

林润立能应用唯物辩证法的观点指导临床。他寻求古训，博采众长，但不生搬硬套，殚精竭虑，务求其当。他说祖国医学源远流长，珍贵遗产丰富多彩，其中单验方作为我国人民同疾病斗争的经验总结，是引人注目的瑰宝。

林润立在临床诊断中，重视细察病情，区别病证，灵活处方，而不"拘执死方，以治活病"。这是中医诊断学强调的"观其脉证，知犯何逆，随证治之"的基本要求，也是唯物辩证法的精髓所在。

单方用药不过一二味，力专而效捷。验方经过实践检验，是疗效显著的方剂。若能正确掌握运用，多能获得立竿见影之效。但若盲目或机械地把单验方作为治疗某病的灵丹圣药，生搬硬套，则违背了祖国医学辨证论治的原则，难以取得疗效，也不符合唯物辩证法。因为"运动是物质的根本属性，也是物质的存在形式"，作为物质的人体在不断运动、变化和发展，因此要因人制宜，以常见的感冒为例，由于个体阴阳偏胜，六气致病就有寒化与热化之分，发病的性质及发展趋向也各不相同。古代医家根据临床出现的不同症状，提出辛温解表、辛凉解表、滋阴解表、助阳解表、益气解表、养血解表、理气解表、化饮解表、透疹解表等治法。然而，随着祖国医学的发展，近代医家时逸认为，上述外感治法还不能完全适应临床需要，因而又增补了止血发汗、清暑发汗、解毒发汗、和中发汗、温下发汗、祛湿发汗等治法。而且根据患者体质强弱、病情轻重、年龄、性别、气候水土和风俗习惯等，在每一项解表方剂后面注明需要加减变化的药物、药量。太阳病是由于机体卫外之表气感受外邪，表气为五脏六腑所主，盖不同个体，其脏腑盛衰、阴阳偏差不一，故表气之强弱有别。在张仲景所著《伤寒论》中，仅桂枝汤方加减变化就有20余种。麻黄汤方加减变化也有十几种。加减变化之多，愈出愈奇，愈用愈妙，这并非先师故弄玄虚，繁琐考究，实因伤寒一症个体差异变化多端。

林润立强调，对待单验方也必须采取批判继承的态度，具体分析它是在什么情况下产生的，适合哪些疾病或症状，哪些是具有普遍性的东西，哪些是具有片面性的东西，然后根据临床辨证论治的需要，去粗取精，切忌固执成方。

林润立学习和研究单验方的理法方药，在临床上识其病之标本及脏腑之寒热虚实，微甚缓急，而用药之气味，随其证而制其方也。临床应用单验方的效果优劣，取决于辨证论治精确与否。徐大椿曾告诫后人："欲用古方，必审病者所患证，悉与古方前所列之症皆合，更检方中所有用药，无一不与所观之症相合，然后施用，否则，必须加减，无可加减，则另择一方，断不可道听途说，闻其方可以治某病，不论其因之异同，症之出入，而冒昧施治，虽所用悉本于古方，而害益大矣。"如果临床忽视辨证施治，滥用单验方，则责任在于使用之人，而不在于单验方。正如喻嘉言先生所说："凡治病，不察五方风气，服食居处，各不相同。一概施治，药不中窍，医之过也。凡用药太过不及，皆非适中，而不及可加治，太过则痛去药存，为害更烈，医之过也。"临床遣方用药，务求辨证正确，处方严谨，努力做到药下症对，方与症对，法与症对。

三、医话医案

（一）论泄泻与痢疾

有一个与泄泻相似的病证，医者必须加以鉴别，那就是痢疾。痢疾也是大便不正常的病证，但与泄泻有严格的区别。泄泻的主症是大便次数增多，粪质清稀。痢疾有三大主症：①下痢赤白，即便下赤白脓血黏冻；②腹痛，以脐腹及下腹阵发性疼痛为主；③里急后重，即腹中急迫欲便而便时窘迫不畅，朱丹溪称之为"虚坐努责"，亦即时时欲便，但登厕努挣而极难排出。两者都多发于夏、秋二季，均有腹痛，但泄泻无里急后重及赤白脓血。

治疗痢疾初起必须祛邪，最忌收涩，收涩会闭门留寇。故有表邪者必祛表邪，有积滞者必祛积滞，邪去则正安，邪不去则正不安。痢疾基本病机为邪气壅滞于大肠，滞而不行，腐而成脓，只有祛除邪气之壅滞，才能恢复肠腑传导之职，避免气血凝滞，血络损伤，故祛邪为治本之法。

论治痢疾，要牢记三字诀。

（1）痢为病，发秋天。古名肠澼，又名滞下，今名曰痢疾，以其下利而不爽利也。与洞泻相别天渊，四季皆有，此症秋时更多。

（2）金木沴，湿热煎。秋时此症更多，盖五行之序由春入夏为木生火，火热气主事之时也；由夏至长夏，六月为火生土，是为湿土，主事之时热来蒸湿，合气为暑，故六月节名小暑。大暑至立秋以后，则土来生金，湿热当止，故其节名处暑，言暑气自此止也。暑气止则热变为凉气，而凉风至矣，湿气变为清气而清肃下降矣。如此则秋金气旺，木火自戢中土，不致受邪矣。若其人之肝木太旺，遇金来制之，而木不受制，遏郁生火，则热气不退，火反克金，金气不得清肃，因之湿亦不化，与热相蒸，蕴结血气，于三焦肠胃之间酿为腐秽胶黏之汁，则成痢矣。

（3）肝迫注，故下逼，肺收摄，故滞塞。肝主疏泄，疏者条达而上也，泄者顺利而下也。木气不疏则郁郁，草木多而壅遏也。木气太泄则暴注，暴注者泄力太过之故也。然使金不与木争则泄而不敛，何至滞塞哉！唯当秋金收敛之令，肺金不应受邪，故金必与木争，木愈泄金愈收，是以逼迫艰涩而成其里急后重也。

（4）白气腐，红血溃。俗以白痢为寒，非也。白痢为气分之热腐化成汁，有如烈日流金铄石也。今之治白痢者每用干姜、肉桂、吴茱萸而成死证，戒之戒之！盖红白二色不分寒热，只分气血而已。陈平伯云：气调则后重自愈，血和则便脓自除，可谓得法。

（5）病有脾，治肝肺。凡泻泄之症皆出于肠胃，而胃与大小肠又皆统于脾经，故此痢疾亦无不归属于脾者。然其致痢之由实不责脾而责之肝肺，肺金不能顾母，肝木郁而克土，以致脾土受邪，当治肝肺，则脾经自治。

（6）初发热，或恶寒，兼疏表，柴葛餐。痢疾初起而发热恶寒者，乃内有郁热，外感风寒，寒能闭火，风能煽热。互相蒸发是生寒热，宜兼疏其表，用葛根芩连汤、柴胡荆芥汤，或人参败毒散加黄芩亦效。

（7）三五日，病归里，但治内，无外驶。痢疾在三五日后有发热恶寒等症，是由邪归肠胃蒸发于外，其责专重在内，当清里，里气一清则外之寒热自除。不可发表反伤营卫，以致津枯血竭也。

（8）西医云：肠胃炎，膜油肿，溃痛兼。痢疾何故腹痛？何故便脓？至有以便脓为虚脱，以腹痛为中寒者，误人不少。唯西医云，将痢疾病死之人剖视之，见其肠胃发赤，膜油发肿，甚则溃烂，乃知腹痛便脓之故矣。此说似奇，实正盖油膜者脾经所属也。肝火从肝膜入膏油蒸发红肿，肺金不能利水，水火蕴结在油膜中，而油膜又全连肠胃，是以肠胃赤肿发痛，甚则溃烂，与寒中洞泄截然不同。

（9）治白痢，主肺气，白虎汤，银菊散。轻者用银菊散，重者宜白虎汤专清肺金，加苦杏仁、厚朴、桔梗以利肺气，使不收涩；加白芍、黄芩、甘草以平肝，使肝木不侮肺、脾土不受克则愈。如小便不利再加桑叶、滑石；外有寒热者可加葛根。

（10）治红痢，主肝血，白头汤，守圭臬。白头翁无风独摇，有风不动，一茎直上能引肝气上达，使不下迫，则后重自除。黄芩、黄连、黄柏大泻肝火，火清血静，则红痢自止，此仲景之大法也。林润立尝用金花汤（黄连、黄芩、黄柏、栀子、苦杏仁、槟榔、当归尾、地榆、白芍、荆芥、生地黄、青蒿、甘草），亦是取白头翁汤之意。

（11）闭迫甚，不得通，生大黄，暂一攻。世传黄连、黄芩、生大黄、吴茱萸为治痢霹雳散，用之多效，然痢疾是酝酿纠结之邪，非剽劫所能除，甚有久服大黄而反致死者，津血被夺故也。唯遇闭迫太甚求通不得者，于各药之中暂加大黄，一攻亦常得效。

（12）喜开达，杏桔苏，藁荷菊，葛麻扶。内闭者宜开，下迫者宜达，开之当从肺治，宜桔梗、苦杏仁、贝母以制肺气，使不收涩也。达之当舒肝郁，宜白头翁、柴胡，皆茎直上能升清阳，唯二药鲜真者。林润立每用荷茎、黄菊、紫苏梗、葛根、天麻代之，皆能畅木郁而解下迫也。

（13）喉痛呛，是亦恒，证多死，药难凭。喉痛气呛喘逆者名奇恒痢，以其异于常痢也，是火逆攻肺，有立时败绝之势。仲景云：急下之，宜大承气汤。然病此者多死少生。

（14）若噤口，津液伤，不速治，腐胃肠。诸病不食皆是中寒，唯痢疾噤口不食是肠胃热灼，津液不升，舌干咽涩，食不得下。西医言，人之食皆胃津吸之也，此症胃津灼枯是以噤不食。喻嘉言仓廪汤循名失实，不知胃津用事之故也。此时沃焦救焚，若迟不及则腐肠烂胃而死。世之用香砂橘半者不知误杀多人，试者噤口必舌上无津液，但令津液盖过舌心则食即下，百验不爽，勿为旧说所误也。

（15）救胃煎，开噤汤，毋利水，免津汤。痢疾呕吐是火逆拂郁，宜三黄酒（黄连、黄芩、大黄）止呕，呕止即进食，此非真噤口也，唯不呕不食舌上无津是为真噤口，宜救胃煎（生地黄、白芍、黄连、黄芩、玉竹、天花粉、苦杏仁、桔梗、石膏、麦冬、枳壳、厚朴、甘草）、开噤汤大生津液，以救肠胃。凡泄皆宜利水，唯痢疾胶结之邪只当滑以去之，不可渗利反伤津液也。

（16）食已进，痢未止，宜分消，亦利水。痢疾不可利水，自是一定之法。然既服寒凉药后，肠胃中津液已存，而痢犹不止者，亦可兼利小便，使湿热之邪分消而出。盖不利水者但清其肠胃也，而兼利水者是兼清其膜油也，且止宜润。利加滑石、车前子、防己、木通之类，而不可燥利也，医者知之。

（17）痢既愈，当补脾，喜归地，忌姜芪。痢后当补脾阴，宜归地养荣汤，而不当补胃阳，故姜、桂、砂、陈、术、芪、苓、附皆非所宜，唯用白芍、当归、麦冬、人参、玉竹、山药、石斛、黄精、山茱萸等一派滋养脾阴之药则大能补益，令人肥健。

（18）若休息，瘀热脏，逾时发，攻下良。逾时逾年而又复发，名休息痢，谓其已休止而又复生息也，是瘀热留伏于膜油隐愚匿之地。仲景云宜承气汤下之，时法用黄连末调羊脂服。

（19）痢太久，亦变虚，佐热药，寒即祛。痢本无寒证，唯泻痢太久，亦有转为虚寒者，故仲景有桃花汤、乌梅丸以从治之。

（20）不后重，乃用之，辨证者，当慎持。虚滑之症必不后重，与热闭者有别，医者当辨之，不可寒热误用也。

泄者，如水之泄也，势犹舒缓，泻者，势似直下，总名曰泄泻。主要为感受外邪、饮食所伤等，外感寒热暑湿之邪均可引起泄泻，其中以湿邪最为多见，湿邪易困脾土，导致脾土运化失司，难分清浊，发为泄泻。《素问·至真要大论》载"暴注下迫，皆属于热"，提出泄泻与热有关；《素问·举痛论》载"寒气客于小肠，小肠不得成聚，故后泄腹痛矣"，提出泄泻与寒有关；《素问·阴阳应象大论》载"湿盛则濡泄"，提出了泄泻与寒、热、湿有关，且湿为发病基础。清代沈金鳌《杂病源流犀烛》曰："是泄虽有风、寒、热、虚之不同，要未有不源于湿者也。"

泄泻病机为脾虚湿盛，肠道功能失司。脾主运化水液，性喜燥而恶湿，故外感湿邪，常易困脾，致脾阳不振，运化无权，从而使水湿内生、停聚，发为泄泻。《素问》云"脾病者，虚则腹满肠鸣，飧泄"。

泄泻的病位在大肠，主病之脏为脾，湿邪重浊、黏滞、趋下，病程较长，反复发作，缠绵难愈，寒、热、虚等也可致病，病机复杂多变，常有兼夹或转化，因而要从复杂的病变中抓住关键，辨证和辨病相结合，辨别泄泻的病因、病性、病机，分层次论治，灵活运用，根据病情适当加减用药，风寒外束宜疏解，暑热侵袭宜清化，脾虚宜健脾益气，肾虚宜温肾固涩，正确把握病变过程中的每个环节，灵活运用"健脾"与"运脾"。

张景岳云"凡泄泻之病，多由水谷不分，故以利水为上策""治泻不利小水，非其治也"。急开支河，指的是利小便所以实大便也。凡是大便夹水的患者小便特别短少。利小便使水从小便出，大便就不泄了。而且后世还有一个认识：除湿必须利小便。然而医者也应该注意到，久泻者不宜利小便，不宜轻用补涩法，治疗上掌握先后缓急，才能真正做到治病求本，从而更好地提高中医临床疗效。

（二）论治头痛

头痛，亦称头风，是以自觉头部疼痛为特征的一种常见病证。《素问》云："风气循风府而上，则为脑风。"又云："头痛巅疾，下虚上实，过在足少阴、巨阳，甚则入肾。"

头痛一般分为外感、内伤两大类。感受风、寒、湿、热等六淫之邪，上犯巅顶，阻遏清阳；或内伤诸疾，导致脏腑功能失调，气血逆乱，痰瘀阻窍；或外伤久病，导致气滞血瘀或气血亏虚，脑脉失养，皆可引发头痛。

外感头痛，一般表现为发病较急，痛势剧烈，病程较短，多属实证，预后较好。

多因起居不慎，坐卧当风，感受风、寒、湿、热等外邪，尤以风邪为主。如《素问》云："伤于风者，上先受之。"外邪自肌表侵袭经络，直犯巅顶，清阳之气受阻，气血不畅，清窍壅滞，而发为头痛。又风为百病之长，易兼夹时气而致病。

内伤头痛，多因脏腑功能失调，常起病较慢，痛势较缓，病程较长，临床有实证、虚证之分，且虚证、实证在一定条件下可相互转化。"脑为髓之海""肾主骨生髓"，髓海主要依赖肝肾精血的充养及水谷精微的濡养，故内伤头痛的发生，与肝、脾、肾三脏密切相关。因于肝者，或系情志不遂，肝失疏泄，郁而化火，上扰清空，多见头痛且胀；或系肝肾阴虚，肝失濡养，水不涵木，肝阳上亢，多见头痛目眩。因于脾者，多系饮食不节，嗜食肥甘，脾失健运，痰湿内生，上蒙清窍，以致清阳不升，浊阴不降，多见头痛且重；或系饥饱劳倦、产后体虚、大病久病者，中焦脾胃虚弱，气血生化不足，而致清阳不升，脑髓失养，多见头痛隐隐。因于肾者，多系禀赋不足，或房劳伤肾，以致肾精亏虚，髓海渐空，多见头痛且空；或肾亏日久，阴损及阳，肾阳衰微，清阳不展，多见头部冷痛。

若跌扑闪挫损伤脑脉，或久病入络，可导致脑络瘀阻，临床多见头痛如刺，固定不移，经久不愈。

太阳头痛，痛在脑后，下连于项；阳明头痛，痛在前额部及眉棱骨处；少阳头痛，痛在头之两侧，并连及于耳；厥阴头痛，痛在巅顶，或连目系；太阴、少阴头痛以全头疼痛为主。《冷庐医话》曰："头痛属太阳者，自脑后上至巅顶，其病连项；属阳明者，上连目珠，痛在额前；属少阳者，上至两角，痛在头角。以太阳经行身之后，阳明经行身之前，少阳经行身之侧。厥阴之脉，会于巅顶，故头痛在巅顶；太阴少阴二经，虽不上头，然痰与气逆壅于膈，头上气不得畅而亦痛。"

因于风寒，头痛剧烈且连项背；因于风热，头胀而痛；因于风湿，头痛如裹；因于痰湿，头痛而重；因于肝阳，头痛而胀；因于肝火，头部跳痛、灼痛；因于瘀血，头部刺痛，痛处固定不移；因于气虚或血虚，多呈隐痛、空痛或昏痛。

治疗头痛当先分表里。表为外证，系外感邪气上攻头部所致，头痛表现为"常常有之，直须传入里实方罢"；里为内证，情志、宿食、痰饮等因素导致经气壅滞引发头痛，或气血虚弱不能荣养经脉而致头痛，其特点为"有时而作，有时而止"。

临证配伍引经药。太阳头痛选用羌活、蔓荆子、川芎；阳明头痛选用葛根、白芷、知母；少阳头痛选用柴胡、黄芩、川芎；厥阴头痛选用吴茱萸、藁本；少阴头痛选用细辛；太阴头痛选用苍术。青春期女性易患偏头痛，多系肝气郁结，临证可按实际情况酌加柴胡、川芎、全蝎等。

临证配伍风药。风药性轻扬，易达病所，可直折痛势。故临床治疗头痛，无论外感内伤，均可酌情使用风药以提升疗效。常用风药有防风、白芷、蔓荆子等。但风药辛散，不宜久服。

临证配伍虫类药。头痛反复发作，经年难愈，所谓"久病入络"，临证可加全蝎、僵蚕、地龙等虫类药，以助通络之功。

临证配伍活血化瘀药。头痛日久不愈，可酌加活血化瘀药以提升临床疗效，如川芎、丹参、赤芍等，且临证当辨瘀血之成因，分别佐以理气、养血、温阳之品。有虚有实，实者当清当散，虚者当温当补。

（三）加味三香汤治疗功能性腹胀（脾虚痰湿证）的临床疗效探析

功能性腹胀属于胃肠道功能性疾病，患者肠功能紊乱，因而反复腹胀。中医学无"功能性腹胀"之病名，根据疾病特点可归入"聚证""痞满"等范畴。脾虚痰湿证多因肝失疏泄，脾失健运，因此中医治疗多以疏肝、健脾为原则。

1. 临床资料

选取 2016 年 7 月至 2021 年 7 月福州壶山医学研究所收治的 228 例功能性腹胀（脾虚痰湿证）患者，按照随机原则分为对照组和试验组，各 114 例。对照组男性 57 例，女性 57 例，年龄 20~76 岁，病程 1~3 年者 55 例，3 年以上者 59 例。试验组男性 60 例，女性 54 例，年龄 22~76 岁，病程 1~3 年者 53 例，3 年以上者 61 例。两组患者一般资料对比，差异无统计学意义（$P>0.05$），具有可比性。

纳入标准：①符合《实用中医内科学》标准；②经影像学检查后确认无器质性病变。

排除标准：①合并消化道溃疡、反流性食管炎等器质性病变者；②腹部手术史者；③合并重要脏器功能障碍者；④精神疾病或意识障碍者。

2. 治疗方法

对照组行常规治疗，口服多潘立酮（西安杨森制药有限公司，国药准字 H1091000），每次 1 片，每天 3 次，饭前 15min 服用；维生素 B_1（福州海王福药制药有限公司，国药准字 H35020758），每次 20mg，每天 3 次。试验组联合加味三香汤（广木香 10g，藿香 10g，香附 10g，柴胡 10g，厚朴 10g，党参 15g，枳实 15g，豆蔻 15g，生白术 15g，炒神曲 15g，茯苓 15g，鸡内金 15g，焦槟榔 15g，莱菔子 20g）治疗。随症加减：烧心反酸加海螵蛸 30g，煅瓦楞子 30g；畏寒喜暖加高良姜 10g；疼痛加白芍 30g，延胡索 10g，当归 10g，川楝子 10g；口苦加柴胡 10g，龙胆 6g，黄连 5g。每天 1 剂，水煎后早、晚分服。两组均持续治疗 3 个月。

3. 观察指标

（1）临床疗效。治愈：症状消失，症状积分减少不小于 95%。好转：症状明显改善，症状积分减少 70%~94%。有效：症状改善，症状积分减少 30%~69%。无效：症状无改善或加重，积分减少小于 30%。总有效率 =（治愈例数 + 好转例数 + 有效例数）÷ 本组总例数 ×100%。

（2）治疗前后胃肠症状。采用胃肠症状评分，共 5 个主要症状，每个症状 0~8 分，总分 0~40 分，评分越高，症状越严重。

（3）复发率。随访 3 个月统计患者复发率。

（4）统计学方法。采用 SPSS 统计软件进行数据处理。

4. 结果

（1）治疗后，试验组临床有效率高于对照组，有显著性差异（$P<0.05$）。试验组总有效 111 例（97.37%），对照组 103 例（90.35%）。

（2）治疗前，两组胃肠症状评分比较无显著性差异（$P>0.05$）；治疗后，两组胃肠症状评分均下降，且试验组低于对照组，有显著性差异（$P<0.05$）。

（3）对比两组患者复发率。试验组复发率为 5.26%，对照组复发率为 13.16%，有显著性差异（$P=0.039$）。

5. 讨论

本研究在常规治疗基础上联合加味三香汤，显著改善临床治疗效果，改善患者症状，降低复发率。加味三香汤以木香、香附、藿香为君，木香味辛、苦，性温；香附味辛、微苦、甘，性平，《本草正义》言香附皆以气用事，专治气结为病；藿香味辛，性微温，《本草正义》言藿香温煦而不偏燥烈，而助脾胃正气。党参、茯苓、生白术健脾益气、和胃补中，与柴胡配伍，一升一降，可疏肝和胃、疏壅导滞。现代药理学研究表明，生白术可双向调节胃肠动力，党参可有效提高胃肠损伤小鼠体内的胃泌素及胃动力素水平，木香、藿香、焦槟榔等可有效增加平滑肌收缩力、促进肠管蠕动。

综上所述，功能性腹胀虽然是临床上常见的疾病，但其治疗难度较大。功能性腹胀的发生，不仅会对患者的健康产生影响，还会对患者的生活质量产生困扰。该病的发病机制至今尚不清楚，临床上缺乏统一的治疗标准。中医治疗该病的优势较为明显。功能性腹胀从中医角度考虑，病位涉及脾、胃、肝三脏。本研究中，加味三香汤治疗功能性腹胀（脾虚痰湿证），可改善症状，降低复发率，值得实施和开展，临床还应当继续进行研究，更好地为临床提供数据支撑。

（四）疏肝健脾和胃方治疗老年人慢性胃炎的临床疗效探析

慢性胃炎是临床上常见的消化系统疾病，多因胃黏膜上皮组织受到各种致病因子的侵袭而发生的持续性、慢性炎症性改变，进而引起胀气、反酸、恶心、呕吐、胃脘疼痛等症状，给患者的身体和生活造成一定影响。慢性胃炎在老年群体中的发病率较高，相关文献报道，中年以上内镜诊断为慢性胃炎者占55%~75%，老年患者所负担的病痛折磨严重程度也高于年轻群体，且有癌变的特点，因此对于老年人慢性胃炎的治疗要更费心些。慢性胃炎的治疗目前临床上还是以西药为主，但是西药存在一定的副作用，且慢性胃炎极易反复发作，因此老年患者的治疗效果一般。近年来，中医药防治老年人慢性胃炎的研究越来越多，且都取得了不错的成绩，基于此，林润立对疏肝健脾和胃方治疗老年人慢性胃炎的临床效果展开研究。

1. 临床资料

2020年3月至2021年9月，确诊为慢性胃炎的老年患者，排除中药过敏或不能配合试验的患者，或因其他原因中断试验的患者，排除有消化性溃疡或其他影响试验结果疾病的患者。共入组168例，随机分成2组，每组84例，两组无显著性差异（$P>0.05$）。

2. 治疗方法

（1）对照组。选用奥美拉唑、雷贝拉唑等抑制胃酸分泌的药物，搭配胃黏膜保护剂如铋剂、硫糖铝等，联合使用抗菌药治疗。根据患者的具体症状和病情严重程度，合理选择药物及剂量，需在医师指导下完成，连续治疗1个月。若是患者出现胆汁反流，见恶心、呕吐等症状，可以加用甲氧氯普胺，若是进食后患者有胀气感，可以在就餐时服用胰酶片。

（2）试验组。选用疏肝健脾和胃方（柴胡9g，枳壳12g，白芍12g，党参15g，炒白术15g，茯苓20g，蒲公英30g，木香10g，麦芽30g，丹参10g，甘草6g）治疗，胃阴虚者加沙参、麦冬、玉竹，胀痛明显者加延胡索、川楝子、佛手等，脾虚湿滞者加白扁豆、砂仁、厚朴等，脾胃虚寒者加干姜、炮姜等，肝胃热盛者加牡丹皮、栀子、黄连，血瘀者加三七、郁金，出血者加白及、地榆炭等。水煎，早晚分服，饭后0.5h服用，持续服用1个月。服用汤药期间饮食要规律，不暴饮暴食，戒烟戒酒，忌食强烈刺激性食物。

3. 观察指标

（1）检测指标及方法。对比两组患者在治疗1个月后的中医证候积分变化、不良反应发生情况和患者满意度评价。中医证候积分主要记录患者腹痛、胀气、反酸、恶心、呕吐等不良症状，根据症状表现的严重程度计分，根据症状轻重、有无，设置1~5分，积分越高表示患者的病情越严重。不良反应发生情况记录患者在用药后出现嗜睡、便秘或腹泻的情况。患者满意度评价以调查问卷评分作为记录数据，以患者主观评价为主，从治疗效果、治疗过程中的接受度等几个方面设题，每题1~5分不等，满分100分，分数越高表示满意度越高。

(2) 统计学方法。所有数据处理方式用 SPSS 软件处理。

4. 结果

(1) 对比两组患者中医证候积分变化。治疗前，两组患者的中医证候积分都比较高，且两组之间差异不大（$P>0.05$），试验组治疗前积分为 45.16±4.44，对照组积分为 46.22±4.68。接受治疗 1 个月后，两组中医证候积分都明显降低（$P<0.05$），且试验组改善效果更明显（$P<0.05$）。试验组治疗后积分为 19.21±10.24，对照组积分为 11.26±8.62。

(2) 比较两组患者用药后不良反应的发生率。试验组明显低于对照组（$P<0.05$），试验组有 11 例发生不良反应，对照组有 3 例发生不良反应。

(3) 对比两组患者的满意度评分。试验组的评分更高，对比对照组有显著性差异（$P<0.05$），试验组满意度评分为 78.62±8.28，对照组满意度评分为 91.44±5.26。

5. 讨论

慢性胃炎高发于老年群体。随着年龄的增加，身体的各项功能逐渐衰退，首先是牙齿的缺损，导致食物咀嚼不充分就下到胃部，增加胃部的负担，同时胃也衰老退化，出现胃黏膜退化萎缩、胃分泌功能减弱等；其次是老年人味觉功能下降，喜欢进食刺激性食物，如浓茶、酒精等，容易刺激胃部引起炎症，再加上老年人体弱或有慢性基础病，要服用很多药物，也容易诱发药物性胃炎。而慢性胃炎发病后，因为老年患者自身的身体素质，症状比年轻患者要重，因此老年慢性胃炎患者的治疗要更为注意。

中医学认为，肠胃无物不受，易被邪气侵犯，导致胃失和降，脾气不运，而脾胃虚弱，中焦不畅，郁滞自从中生，导致胃脘疼痛。肝主疏泄，肝郁不畅，势必逆犯脾胃。疏肝健脾和胃方中，柴胡、枳壳、白芍疏肝理气；党参、白术、茯苓健脾益气、扶助正气，提高老年患者的免疫力；蒲公英、丹参清热解毒，杀灭幽门螺杆菌，抑制炎症；木香、麦芽理气止痛、健胃消食，增强老年患者的消化功能；甘草调和诸药、补虚、缓急止痛，全方合用，共奏疏肝健脾和胃之功。

综上所述，在老年人慢性胃炎的治疗中，使用疏肝健脾和胃方可以有效改善患者的不良症状，且对照西药治疗，产生不良反应的概率较低，患者满意度较高，值得临床推广。

（五）中医辨证施治儿童多发性抽动症的临床疗效探析

多发性抽动症属于临床常见的儿童行为障碍综合征，患儿主要表现为面部、四肢、躯干肌肉不自主抽动，喉部发出异常声音。该病在儿童时期发病率较高，约90%儿童在10岁之前发病，男性发病率高于女性，该病可以在任何季节发病，发病原因尚不明确，考虑与遗传、先天禀赋不足、产伤或窒息、情志失调等多种因素有关。西药治疗时多选用氟哌啶醇，但该药物不良反应发生率较高，患儿易出现乏力、心动过速等，无法长时间用药。从中医学角度来看，该病属于"痉病""慢惊风"等范畴，壶山林氏为患儿提供辨证治疗，药物更为温和，针对性更高，有利于提升治疗效果，详见下文。

1. 临床资料

壶山林氏选择参与本次研究的患儿90例，时间为2021年1月至2022年12月，90例患儿当中，女性患儿21例，男性69例，年龄范围为4~10岁，病程1~2.6年，平均病程1.98年。对所有患儿的基础资料汇总分析，$P>0.05$，可进行研究。

纳入条件：所有患儿均符合多发性抽动症的诊断标准；无影响本次研究的其他疾病；精神健康；临床资料齐全。

排除条件：患儿家属对本次研究存疑；患有影响本次研究的其他疾病；精神障碍。

2. 治疗方法

依据中医证候分型，多发性抽动症包括肝风内动证、痰火扰神证、脾虚肝亢证、阴虚风动证。

肝风内动证患儿主要表现为摇头、耸肩等，患儿情绪烦躁，感觉头部发晕、头部疼痛，大便相对较为干结，小便短且黄，舌红，苔薄，颜色发黄，脉象有力。此类患儿应清肝泻火，以达到息风止痉的目的，常用泻清丸加减治疗。

痰火扰神证患儿起病相对较急，患儿的面部、头部、四肢等部位的肌肉均出现抽动症状，部分患儿出现秽语，患儿表现为烦躁，易出现口渴，不论是睡觉还是平卧，均无法安稳，舌质红，舌苔黄且发腻，脉弦滑数。针对这种情况，治疗以清火、祛痰为主，以达到息风止痉之效，常用礞石滚痰丸加减治疗。

脾虚肝亢证患儿，肌肉抽动时呈现无力感，有时发病，有时不发，病情时轻时重，精神易倦怠，患儿面色发黄，易胸闷气短，经常性叹息，食欲欠佳，外形较为消瘦，喉中会出现"吭吭吭"的响声，声音低，力弱，大便溏稀，舌较淡，苔薄白，脉沉无力。治疗上以健脾化湿为主，以达到平肝息风的效果，予人参白术芍药汤合逍遥散加减。

阴虚风动证患儿，形体较为消瘦，精神较为疲惫，挤眉眨眼，耸肩，摇头，头晕眼花，大便干结，舌红，苔少，脉细数。治疗上以滋水涵木、息风止痉为主。此类情况应使用大定风珠加减治疗。

所有的方剂，水煎后取200ml药汁，于9~11时、13~15时、15~17时服用，每天1剂。治疗期间，除提供有效的教导和养育外，医者适当给予相应的心理疏导，鼓励患儿，安慰患儿，家长不要给患儿施加压力，不责骂患儿，不体罚患儿。治疗期间，患儿不吃刺激性食物，保持规律的作息，饮食清淡，营养均衡，其间不让患儿观看紧张或刺激的电视节目。

3. 观察指标

（1）检测指标。

（2）统计学方法。本研究涉及的数据均通过SPSS软件进行统计分析，$P<0.05$，具有显著性差异，可以进行研究。

4. 结果

对症治疗后，90例患儿中有72例痊愈，占比为80%；好转18例，占比为20%。

5. 讨论

多发性抽动症属于染色体显性疾病，病因相对复杂，分析其内在原因，与先天禀赋不足、体质较为虚弱有关，多系脾胃虚弱。该病以虚实结合为主，病因既包括风、气，也包括痰、火，与肝、脾二脏关系最为密切。因此，中医治疗该病主要通过调理肝脾，以达到息风止痉的效果。儿童年龄小，肝火较为旺盛，但脾发育不足，易被外来的病邪所侵袭，受情绪影响，易出现耸肩、眨眼等抽动的表现。如果饮食过于肥甘，则会损伤脾胃，导致湿热滋生，痰浊、痰热互结，阻滞气道，不良的情绪生火，火属阳，阳主动，故患儿会出现肌肉抽动，喉间痰音，经常性喊叫，秽语等。

综上所述，治疗儿童多发性抽动症时，应结合疾病的机制给予相应的治疗，疾病的主要位置在肝脾，其他脏腑也有关联，所以在平肝息风的同时，也要健脾化痰。虽然西药也可以达到治疗的目的，但易出现并发症，中药安全性更高，本研究中的有效率达到100%，说明了中医治疗收效甚佳，值得推广。

（六）中医辨证施治慢性萎缩性胃炎（脾胃虚寒证）的临床疗效探究

慢性萎缩性胃炎是消化系统常见疾病，中医学将该病列入"胃脘痛""胃痞"等范畴。其中，脾胃虚弱证是该病常见证型，以胃脘痛、胀满、食少纳呆、气短懒言为主要症状，临床上还细分阴虚证、阳虚证。目前，西医对该病的机制尚无明确定论，可能与不良饮食习惯、幽门螺杆菌感染等有关。西医用药以改善胃动力、缓解胃黏膜萎缩等为主，但长时间用药后，很多患者会出现明显的不适，并产生耐药性，治疗效果一般。中医药作为一种高效、安全的治疗方法，在辨证的前提下进行治疗成为临床研究的重要方向。壶山林氏中医治疗慢性萎缩性胃炎积累了数代人的经验，秉承着精准辨证的原则，根据患者不同证型、不同临床表现进行系统性调整用药，从而达到治本的目的。值得一提的是，即使长时间中药介入也不会产生不适和耐药性，故临床用药安全性极高。为进一步验证中西医治疗慢性萎缩性胃炎（脾胃虚寒证）的效果，特开展本次研究。

1. 临床资料

2021年6月至2022年10月，林润立对壶山医学研究所及壶山林氏中医门诊部接诊的90例慢性萎缩性胃炎患者（脾胃虚寒证）进行研究。患者随机分为2组，对照组选择西医三联常规用药，试验组选择中医治疗。对照组45例，其中男性30例，女性15例，年龄24~73岁，平均50.1岁，病情持续时间为1~5年。试验组45例，其中男性29例，女性16例，年龄25~74岁，平均50.3岁，病情持续时间1~7年。2组患者相关资料比较无显著性差异（$P>0.05$），试验可行。

纳入条件：中医辨证为脾胃虚寒证；年龄在20~80岁；入组前14天未服用过影响指标的药物；无明显药物禁忌证。

排除条件：合并其他消化系统疾病者；依从性较差，研究期间无法联系的失访者；有慢性肾脏病、肾功能不全、严重心脑血管疾病的患者；精神类疾病患者。

2. 治疗方法

（1）对照组。选用奥美拉唑（海南通用三洋药业有限公司生产，国药准字为H53021955，每次20mg，每天2次，口服）；铝碳酸镁片（重庆华森制药有限公司生产，国药准字为H50021189，每次1g，每天3次，口服）；阿莫西林［石药集团中诺药业（石家庄）有限公司生产，国药准字为H13021770，每次0.5g，每天3次，口服］，共用药3个疗程。

（2）试验组。根据临床症状加减裁化，阴液布散不足者加北沙参、百合；虚寒明显者加吴茱萸、肉桂；胃脘痛甚者加川楝子、延胡索；失眠不寐、易醒梦多者加夜交藤、酸枣仁；便秘难解者加大黄、火麻仁；自汗、盗汗者加五味子、浮小麦。水煎熬取汁350ml，每天1剂，分3次服，共用药3个疗程。嘱患者忌生冷硬腻食物。

3. 观察指标

（1）检测指标及方法。嗳气、胃脘部疼痛、腹痛、反酸等症状完全消失，证候积分下降超过90%，即为显著；上述症状明显减轻，证候积分下降30%~89%，即为有效；症状未好转，甚至加重，证候积分下降不足30%，即为无效。

（2）证候积分。治疗前后患者纳呆少食、胃脘痛、气短懒言症状评分，每项0~6分，得分越低表示症状越轻。

（3）病理学检测。分析治疗前后萎缩、异型增生、炎症活动度情况。其中，萎缩、异型增生评分标准为 0~9 分，炎症活动度评分标准为 0~3 分，以得分低者为佳。

（4）血清学水平。评价治疗前后两组核转录因子、环氧化酶-2、白细胞介素-8 水平。

（5）统计学方法。上述数据用 SPSS 软件统一处理。

④ 结果

（1）评价中西医治疗的总治愈率。试验组总治愈率（97.78%）显著优于对照组（84.44%），$P<0.05$。

（2）评价治疗前后 2 组中医证候积分。治疗前 2 组中医证候积分比较无显著性差异（$P>0.05$）；治疗后试验组纳呆少食、胃脘痛、气短懒言症状得分低于对照组（$P<0.05$）。

（3）评价治疗前后 2 组病理学得分。治疗前，2 组病理学得分比较无显著性差异（$P>0.05$）；治疗后，试验组萎缩、异型增生、炎症活动度得分低于对照组。

（4）评价治疗前后 2 组血清学水平。治疗前，2 组血清学水平比较无显著性差异（$P>0.05$）；治疗后试验组核转录因子、环氧化酶-2、白细胞介素-8 得分低于对照组（$P<0.05$）。

⑤ 讨论

慢性萎缩性胃炎分为肝胃不和、脾胃虚弱、脾胃湿热、胃阴不足、胃络瘀阻等证型。其中，脾胃虚弱证是慢性萎缩性胃炎的常见证型，脾胃气虚，运化失司，则胃脘部出现胀满，食后加重。随着病情发展还会伴有疼痛症状，进食稍硬的食物立即感到不适。脾胃是气机升降之枢纽，胃气不降则大便难。中医治疗以健脾益气、理气通络为主，通过改善脾胃功能，恢复气机升降，从而消除腹部胀痛、嗳气等症状。

临床治疗中，虽然西医有一定效果，但易反复发作，且远期效果不理想，易产生耐药性和不良反应，而辨证施治弥补了西医的不足，且远期效果显著，这一点在本项研究中也得到了验证。此次研究总结得出，中医治疗慢性萎缩性胃炎（脾胃虚弱证）效果优于西医。壶山林氏拟方时认为：拟方基于香砂六君合平胃散，方中党参为君，有补气生津、健脾益肺的功效，配以白术健脾化湿，还有利尿消肿、固表止汗的作用，与黄芪相佐，兼得玉屏风散之意，补益脾土得养肺金。半夏与竹茹共用，共奏燥化湿痰、降逆止呕之功效，多用于脾虚湿滞者。加盐炒陈皮理气健脾调中、燥湿化痰，调和诸药入脾土。配合厚朴消除胀满，治疗食积气滞、腹胀便秘等有显著效果。木香、香附行气止痛，有降逆、健脾消食的作用。再根据患者的临床症状施治，可显著缓解病痛，解除脾土思虑。此外，白术还能够抑制炎症刺激，减轻胃黏膜损伤。核转录因子抑制细胞表面受体、炎症因子，调控环氧化酶-2、白细胞介素-8的表达。此项研究提示中医药治疗对慢性萎缩性胃炎症状改善更加显著，建议在临床上推广。

综合分析，中医治疗慢性萎缩性胃炎（脾胃虚弱证）可明显减轻证候积分，改善病理学指标和血清学水平，提高患者养胃意识，兼顾缓解旁系症状，疗效确切。

（七）中医辨证施治老年人慢性支气管炎的临床疗效探究

在临床上，慢性支气管炎具有极高的发病率，尤其在老年群体中。较为显著的症状为咳嗽、气喘、咳痰、胸痛等，病程进展缓慢，具有反复发作的特点，同时具有特异性，危害患者身心健康。对于老年患者而言，他们体质较弱，免疫力低下，容易受到外邪侵扰，属于高危人群。从老年患者实际情况来考虑，西药治疗导致胃肠蠕动减慢，消化功能减弱，抗生素、激素类药物吸收效果差，且利用率低下，由于抗生素类、激素类药物本身副作用较大，对老年患者胃肠刺激性较大，治疗安全性不确定，因而临床应用价值相对较弱。随着中医辨证治疗在临床中的广泛应用，对老年人慢性支气管炎临床缓解和自身免疫力提升的应用效果突出，下文将围绕此展开论述分析。

1. 临床资料

2021年11月至2022年12月，以医学研究所及中医门诊部接诊的60例慢性支气管炎患者为研究对象。患者年龄为60~85岁，所有患者随机分为2组，一组是对照组，另外一组是试验组。其中，对照组男女比例为8：7，年龄60~85

岁。试验组男女比例为 3 : 2，年龄为 61~85 岁。2 组基本信息并无显著性差异，$P>0.05$。

2. 治疗方法

对照组：给予患者常规抗生素合并激素治疗，确保患者上呼吸道通畅，适量氨溴索化痰，配合吸氧治疗，并进行适当营养支持。

试验组：以中医治疗为主，依据患者症状，施以个性化的治疗方案。筛选瓜蒌、苦杏仁、竹茹、紫苏梗、白芥子、甘草为主药，按照中医临床辨证进行化裁，如患者痰热，加鱼腥草、胆南星、竹沥；合并咽干咽痒，加蝉蜕、桑白皮；如哮喘明显，加生麻黄、旋覆花、款冬花、紫菀；如寒水凝肺，加桂枝等，水煎，分 3 次服。嘱患者忌生冷、辛辣刺激之品，避免颈部受寒或吹风。必要时，配合针灸治疗缓解症状，取患者定喘穴、风门穴，可进行埋线治疗。如患者伴有急性高热，可加曲池穴、大椎穴等，配合针刺放血；如若患者形体虚衰，可加肾俞穴、气海穴针刺补益；如患者喘息不定，咳嗽较甚，配鱼际穴、孔最穴针刺，施以平补平泻手法，留针 30~45min。

3. 观察指标

（1）观察 2 组最终治疗效果。

（2）统计学方法。获取的数据应用 SPSS 进行处理。

4. 结果

（1）比较 2 组患者临床疗效。2 组整体疗效相差极大，对照组整体疗效为 80%，试验组整体疗效达到 97%，从实际数据可知，2 组有显著性差异，$P<0.05$，统计学意义突出。治疗前，对照组患者症状积分是 23.68±1.27，试验组患者症状积分是 24.11±1.34，$P>0.05$，不具备统计学意义；治疗后，对照组患者症状评分是 11.36±0.57，试验组患者症状积分是 6.24±0.23，2 组有显著性差异，$P<0.05$，具备统计学意义。

（2）2 组患者生活质量评分。实施不同治疗方案，对照组自觉症状积分是 57.9±6.9，心理情绪积分是 11.9±4.9，躯体生理积分是 18.9±6.9，日常生活积分是 16.9±3.9；试验组自觉症状积分是 68.9±7.9，心理情绪状态积分是 14.9±7.9，躯体生理功能积分是 23.9±5.9，日常生活积分是 25.9±6.9，对比 2 组生活质量情况，对照组劣势明显，2 组有显著性差异，$P<0.05$，具备统计学意义。

5. 讨论

老年人慢性支气管炎发病初期，极易和风寒感冒混淆，因而不受到重视，易耽误治疗的最佳时机。从中医学角度分析，老年人慢性支气管炎属于"哮病"的范畴，多因感受外邪，正气不固，肺金受袭而致。病位集中于肺、肾二脏，要考虑金水相生的关系，继而要考虑土多金埋、水泛土掩的影响，肾、脾、肺多脏间传变，易致迁延难愈。

从西医角度来说，一般对症治疗，改善临床症状，近期效果突出，但有极高的复发率。从临床上来说，还要帮助患者上呼吸机等设备辅助治疗，条件受限。目前，针对上述病证主要采取中医辨证治疗，以中药联合针灸治疗，能够宣肺止咳、祛痰平喘，同时扶正脾土、养肾纳气，改善患者脾、肺功能，提高治疗效果，降低复发率。试验组患者采取中医治疗方案，选用瓜蒌贝母散合小陷胸汤化裁，加入紫苏梗降气平喘，苦杏仁宣肺化痰，瓜蒌宽胸散结平喘、润肠通便，以通调中焦。化裁时多考虑老年患者脾虚正衰的情况，佐以健脾醒胃、中和脾土之品，切勿过度伐伤正气，而致老年患者肺金气耗。还需要注意的是，肺在五脏中作用显著，其为华盖，主皮肤腠理，通调气道，主气机升降，尤为重要，为确保临床疗效，患者饮食、生活习惯、作息务必调整，才能标本兼治。

在临床治疗老年人慢性支气管炎时，中医药能够充分发挥优势，标本兼治，提高治疗有效率，降低不良反应，提升生活质量，强化各项治疗数据指标，副作用较小，且能兼顾治疗其他临床症状，如失眠、便秘、潮热、气虚等，强化临床效果，可以大面积推广应用。

（八）浅谈中医治疗胃炎、胃溃疡的临床疗效及不良反应

胃炎、胃溃疡属于慢性疾病，发病率极高，病因复杂，如抵抗力低下、胃黏膜防御障碍、胃酸分泌过多等，务必要重视该类疾病，并且及时就医，避免病情恶化，

从而引发严重的后果。近年来，中医学在胃炎、胃溃疡的临床治疗中发挥了极为关键的作用，不但能够有效治愈病证，而且能提升患者生活质量，降低不良反应发生率，临床效果显著。

1. 临床资料

本次调研筛选2019年9月至2021年9月壶山林氏收治的60例胃炎、胃溃疡患者，依据随机分配原则，分为常规组和治疗组。常规组男性18人，女性12人，年龄为25~74岁；治疗组男性20人，女性10人，年龄为22~70岁。对比2组性别、年龄等资料，无显著性差异，$P>0.05$，无统计学意义。

2. 治疗方法

常规组：采取西医治疗，选取阿莫西林胶囊，每次0.5g，每天3次；同时，选取奥美拉唑，每次20mg，每天2次。若患者出现腹胀，加服多潘立酮，每次10mg，每天3次，还可以服用甲硝唑，每次0.44mg，每天2次。

治疗组：给予患者中医治疗方案，半夏15g，黄芪15g，当归10g，香附10g，木香10g，陈皮10g，海螵蛸20g，白术10g，延胡索10g，制乳香15g，甘草10g。煎煮2次后取600ml药液，早、中、晚各服1次。针对肝胃不和证，可以配伍香砂平胃丸，每天3次；针对胃阴亏虚证，可增加玉竹冲剂，每次1袋，每天2次。

3. 观察指标

（1）从治疗效果对比2组临床疗效；基于不良反应，对比2组临床效果；观察2组治疗后的症状积分，对比溃疡面积。

（2）获取的数据应用SPSS进行处理。

4. 结果

（1）对比2组临床治疗效果。常规组有效率为73%，治疗组有效率为97%，治疗组更具优势，组间数值对比满足$P<0.05$。

（2）对比2组患者治疗后症状积分与溃疡面积。治疗组各项指标更具优势，组间有显著性差异，满足$P<0.05$，具备统计学意义。

（3）对比2组不良反应发生率。从恶心呕吐、胃胀、胃痛、食欲不振等指标对比2组不良反应，分析可知，常规组不良反应发生率为24%，治疗组不良反应发生率为0，治疗组具有显著优势，组间有显著性差异，$P<0.05$，具备统计学意义。

5. 讨论

胃炎、胃溃疡作为临床常见病证，探讨其治疗的有效方法是医学发展的需要，要从患者的实际情况着手，运用恰当且有效的治疗手段改善患者临床症状。在以往的治疗中，以西医治疗为主，选取奥美拉唑等药物，然而这种治疗方法疗程短，治疗后极易复发，更重要的是极易出现不良反应，务必要引起重视。通过对中医治疗手段的研究，将多种药物成分制成药剂服用，药效显著，尤其是对患者胃肠功能具有一定的促进作用，同时还能起到极好的活血化瘀作用，修复胃黏膜，减轻黏膜损伤，避免炎症外渗，有极好的健脾益气功效。上述分析可知，中医治疗效果极为显著，建议今后在胃炎、胃溃疡治疗中大面积推广应用。

从上述数据分析可知，治疗组采取的中医治疗手段疗效更为显著。遵医嘱服药，不仅能够改善患者临床症状，而且能够改善患者胃黏膜功能及消化功能，帮助患者根除病灶，强化胃肠消化功能，增强食欲。之所以中医治疗更具有有效性，是因为中药中各个成分都能发挥功能性作用，合而用之，药效更为显著，尤其是对患者胃肠功能的恢复和胃黏膜的保护起到很大的作用，能促进其血液循环，修复损伤，加快炎症吸收。本次调研中，治疗组采取中医治疗方法，选取的30例患者，其中29例有效，有效率高达96.7%。还需要注意的是，中医治疗胃炎、胃溃疡不良反应发生概率低。患者积极配合医师治疗，能够提高自身病证治愈速度，促进胃黏膜功能恢复。

综上分析，中医治疗手段具有一定的临床应用价值，值得推广应用。

（九）壶山林氏混元散治疗中风的临床疗效探析

近年来，我国经济发展水平稳步提高，国民在生活条件、饮食结构方面发生极大改变，这一现象也导致了脑梗死等疾病的发病率逐年递增。脑梗死，又称缺血性脑卒中，是脑血管疾病中最常见的一种类型，多发于老年群体。脑梗死最常见的病因是大动脉粥样硬化、心源性栓塞、小动脉闭塞，属于中医学"中风"的范畴。患者在发病后出现不同程度的认知功能障碍，严重影响生活质量。因此，寻求科学有效、安全可行的治疗方案来为患者解除病痛，改善其预后成为业内持续研讨的重要课题。

1. 临床资料

选取 2019 年 5 月至 2022 年 5 月 80 例符合标准的脑梗死患者，随机分为 2 组，每组 40 例。其间对患者基础资料的分类与归纳均使用相关软件予以处理，无显著性差异（$P>0.05$）。对照组男女比例为 3∶2，年龄为 51~86 岁；试验组男女比例为 23∶17，年龄为 50~89 岁。

2. 治疗方法

对照组：本组患者应用常规中药对症治疗方案，涵盖活血化瘀、益气扶正等治疗措施，另外针对患者心理、饮食、合并疾病等进行干预治疗。如对存在高血压、高脂血症的患者给予降压、降脂治疗。

试验组：在常规组治疗的基础上加入壶山林氏混元散（紫丹参、红花、桃仁、川芎、酒当归、牡丹皮、生杜仲、络石藤、醋三棱、巴戟天、路路通等）。

3. 观察指标

（1）检测指标。分析观察 2 组在总体有效率、美国国立卫生院评分表、血液流变学指标方面的差异，并通过相关量表予以评定。

（2）统计学方法。应用 SPSS 软件对数据进行分析。

4. 结果

不同治疗方案对患者总体效果均表现为积极，然试验组患者各项数据指标更显优异（$P<0.05$）。对照组 28 例有效（70%），试验组 39 例有效（97.5%）。

5. 讨论

中风与气血逆乱、肝风内动、气虚不固、肝肾亏虚有密切关系，因此，治以平肝潜阳、匡扶脾肾、扶持正气为主，以醒脑开窍、活血通络、化痰逐瘀为辅。本次试验中针对试验组患者开展的活血化瘀中药协同治疗方案充分体现了上述优势，其中紫丹参凉血活络，具有散瘀结、通血脉的作用，还可有效扩张血管，减轻血管阻力，调节血液黏度，改善机体微循环，清除氧自由基；红花、桃仁并用活血通络，抑制血小板聚集，增加纤维蛋白溶解活性，抑制血栓形成；川芎为气中之血药，能助气行血；酒当归补血活血，适用于久病后的气血通补；牡丹皮为血中之气药，可增强破血消癥的作用；生杜仲滋补腰肾、降血压；络石藤走窜，活络不瘀滞；醋三棱行气、宣瘀止痛；巴戟天调补肾阳、强心；路路通畅达活血。失眠者，可加入夜交藤、合欢皮；便秘者，可加入大黄、玄明粉；痰多壅盛者，可加入法半夏、川贝母。诸药协同作用，能够保护血管内皮，使血管再生，最终实现良好的治疗效果。本次研究对壶山林氏混元散活血祛瘀协同治疗脑梗死的临床应用价值展开分析研讨，优异性突显，一则能够显著改善预后，二则能够极大促进患者康复，值得肯定与赞许，建议广泛推行。

（十）壶山林氏消癥散化裁治疗子宫肌瘤的临床疗效探析

子宫肌瘤是妇科常见良性肿瘤，临床尚未对该病病因做出明确论断。近年来该病发病率呈现逐年递增的态势，不可否认的是，正常肌层细胞突变、性激素分泌异常和该病诱因间有某种相关性，该病的常见临床症状为月经异常、白带增多、易流产、继发性贫血、不孕等。该病多发生于30~50岁的女性，现在呈低龄化趋势发展，治疗方式有西药治疗、中药治疗及手术治疗等。虽然随着医学技术的不断发展，手术已从开腹手术发展成微创手术，但鉴于大多数育龄期女性患者对子宫切除手术抵触强烈，多数患者更倾向于药物治疗，因此临床上寻找新的疗效显著的保守疗法具有较高的价值，能帮助改善症状以及提升生活质量。

1. 临床资料

入组样本选自2022年5月至2023年5月壶山医学研究所、壶山林氏门诊部接诊的子宫肌瘤患者，共入组110例，随机分为西医治疗组和中医治疗组。为保证此次研究的准确性和科学性，所有研究对象均有明显的腹部压迫感、疼痛感、坠胀感、月经异常等症状，年龄在18岁以上，符合《妇产科学》子宫肌瘤的诊断标准，出现经量增多且经期延长、腹痛或贫血等临床症状，符合《中医妇科学》癥瘕（气滞血瘀证）辨证标准，B超检查发现子宫增大、肌层出现不均匀回声，有肌瘤变性特征，同时结合相关临床症状、体征，确诊病情者，且临床资料完整。入组样本排除近3个月内使用避孕药或其他激素类药物，妊娠期、哺乳期等特殊生理时期，合并恶性肿瘤、精神疾病或癫痫病史者，有认知和沟通障碍者，自身免疫系统疾病及临床配合度较低，或因各种不可控原因而不能全程参与者。以上基础资料通过分析，$P>0.05$，无显著性差异。

2. 治疗方法

西医治疗组：采用米非司酮进行治疗，每天1次，每次25mg，持续用药3个月。

中医治疗组：在西医治疗的基础上加入壶山林氏消癥散（由北柴胡、川楝子、延胡索、泽兰、鸡血藤、牡丹皮、醋三棱、赤芍、桂枝、当归尾、川牛膝、桃仁、红花、红藤、败酱草、蒲公英、王不留行、郁金、乳香、没药等组成）。气虚者加黄芪、白术；腰痛者加续断、生杜仲；便秘者加大黄、玄明粉，每天1剂，分3次服，每次300ml，持续用药2个月（遇经期不停药）。

3. 观察指标

（1）检测指标。参照中国子宫肌瘤诊疗专家共识，对比2组患者治疗效果，包括治愈（症状与体征消失，肌瘤组织消失）、显效（症状与体征明显改善，肌瘤组织缩小程度不小于20%）、有效（症状与体征有效减轻，肌瘤组织缩小程度小于20%）和无效（病情改善但未达到治愈、显效等标准）。

（2）统计学分析。应用SPSS软件处理数据。

4. 结果

西医治疗组治愈14例（25.45%），中医治疗组治愈36例（65.45%）；西医治疗组显效20例（36.36%），中医治疗组显效11例（20%）；西医治疗组有效11例（20%），中医治疗组有效6例（10.91%）；西医治疗组无效10例（18.18%），中医治疗组无效2例（3.64%）。西医治疗组总有效45例（81.82%），中医治疗组总有效53例（96.36%），$P<0.05$。

5. 讨论

子宫肌瘤是一种比较常见的妇科疾病，临床主要表现为子宫出血、下腹胀痛、不孕不育等，如果不采取措施及时治疗，会对患者的生活质量产生严重影响，甚至危及健康。

当前在临床上，子宫肌瘤患者最常用的药物是米非司酮，米非司酮是一种抗激素剂，可以抑制患者肌瘤的生长，但停药后容易反弹，不能达到完全治愈的效果。子宫肌瘤属于中医学"癥瘕""积聚"的范畴，与肝气郁滞、痰湿内蕴等有关，治宜活血化瘀、利水渗湿等。本次采用的壶山林氏消癥散可起到温经通阳、利水渗湿、活血化瘀等效果。方中北柴胡疏肝解郁散结；川楝子、延胡索、金铃子散行气止痛、化瘀消癥；泽兰、鸡血藤活血补血、化湿通络；牡丹皮、醋三棱、赤芍活血通络；桂枝通阳走经；当归尾活血，配合川牛膝引血下行；桃仁、红花、红藤活血通络、消散癥瘕；败酱草、蒲公英清热解毒、消散积聚；王不留行、郁金、乳香、没药软坚散结。诸药共进，共奏消积通弊、温阳通经之效。研究表明，壶山林氏消癥散治疗子宫肌瘤是高效、安全、效果显著的，值得在临床上大力推广。

（十一）壶山林氏清热化痰散联合奥司他韦治疗病毒性肺炎的临床效果探析

近年来，随着生态环境的不断恶化，肺部疾病的发病率呈现攀升不降的态势，严重危害身心健康。病毒性肺炎，是由病毒如流感病毒、腺病毒、冠状病毒等引起的肺部疾病。时下，临床多采用抗病毒药物进行治疗，如奥司他韦、利巴韦林等，上述药物虽具备一定治疗效果，但却存在不良反应和耐药性等问题，故此对中医药治疗病毒性肺炎展开深入探析。

1. 临床资料

每组入组 30 例受试者。对照组男女比例为 17∶13，年龄均值为 50.56±3.28 岁；试验组男女比例为 8∶7；年龄均值为 51.53±2.97 岁，资料无显著性差异（$P>0.05$）。

2. 治疗方法

患者体温 38~38.5℃，嘱其冰敷。患者体温大于 38.5℃ 时，口服布洛芬退热。

对照组：给予奥司他韦口服抗病毒治疗。

试验组：给予"奥司他韦+清热化痰散"治疗。清热化痰散由瓜蒌15g、苦杏仁6g、川贝母5g、法半夏9g、生石膏15g、盐枳壳6g、桔梗6g、莱菔子6g、北沙参12g、枇杷叶6g、佩兰12g、豆蔻3g、鱼腥草15g、蒲公英15g等组成，诸药合进，共奏清热化痰止咳、滋阴润肺之功。每天1剂，每天3次，每次300ml。

3. 观察指标

（1）检测指标。分析观察2组在总体有效率、退热时间、咳嗽消失时间、肺部啰音消失时间、降钙素原、C反应蛋白等方面的差异。

（2）统计学方法。使用SPSS软件对数据进行分析。

4. 结果

不同治疗方案对患者总体效果均表现为积极，对照组总有效例数为23例，总有效率为76.67%；试验组总有效例数为30例，总有效率为100%。试验组患者各项指标数值更具优异性（$P<0.05$）。

5. 讨论

在本次试验中，试验组患者的各项指标数值均显著优于对照组（$P<0.05$）。究其原因，中医学认为病毒性肺炎多因风热、风寒、燥热、湿热等病邪侵袭肺脏所致。壶山林氏选用壶山医学研究所研发的清热化痰散应用于试验组，其中瓜蒌宽胸散结、化痰通便；苦杏仁化痰平喘、润肺止咳；川贝母清肺润燥化痰；法半夏清热化痰；生石膏重镇、清退热邪；盐枳壳、桔梗一升一降，通达气机；莱菔子化痰降逆；北沙参清肺润燥；枇杷叶平喘润肺；佩兰、豆蔻芳香化湿、醒神涤痰；鱼腥草、蒲公英清肺、解毒散结。诸药合进，肺脏外邪畅、痰和、大便出，通调自安。失眠者加夜交藤、远志；大便不畅者加大黄、玄明粉；舌苔厚腻、湿热甚者加藿香、茵陈。清热化痰散可明显改善临床症状、降低炎症指标水平，同时配合西医治疗方案，可更好地发挥抑制病毒复制及传播的作用。需要注意的是，壶山林氏清热化痰散需要临床辨证明晰方可使用，临床需要更深入的探究与完善。

（十二）便秘病案

林某，女，37岁，2021年8月27日初诊。患者剖宫产术后，大便干结难解，3~4日行1次，患者便意甚少，若无泻药辅助则鲜有便意，时感倦怠乏力，神情焦虑，月经有血块，色暗，腰酸，舌红，苔薄燥。

中医诊断为便秘（血虚证）。西医诊断为便秘。

治法：养血滋阴，行气通腑。

处方：四物汤、柴胡疏肝散、四磨汤、增液汤合方化裁。

北柴胡8g，牡丹皮9g，当归尾12g，泽兰12g，川芎8g，鸡血藤12g，生黄芪15g，大黄8g，槟榔9g，玄参12g，火麻仁12g，盐枳壳4g。

按 《女科撮要》云，"产后大便不通，因去血过多，大肠干涸，或血虚火燥干涸"。患者剖宫产术后，气血俱亏，津液耗伤，导致大肠干涩，推动无力，传导失职，大便久留肠内而艰涩难出，需补血养阴以润燥通便。《黄帝内经》提出"魄门亦为五脏使"一说，便秘可归咎于五脏。患者肝郁气滞，气机不利，也可导致腑气郁滞，通降失常，传导失职，糟粕内停，不得下行，当疏肝解郁、行气导滞。

此方应兼顾养血滋阴、行气导滞，标本兼治。同时，也能兼顾患者月经有血块、色暗等问题。柴胡为君，疏泄肝脏气机；牡丹皮气香味辛，有木之条达之性，不仅能助当归、川芎、鸡血藤补血活血，也能助柴胡除结气；瘀不去，新不生，加泽兰活血祛瘀行水的同时，用牡丹皮疏泄其气滞，陈旧去则新血生，瘀浊尽则营卫昌；玄参性凉，能滋阴清热，取其增液行舟之意，配合质润之火麻仁，以滋阴润肠通便；配以黄芪补气，枳壳、槟榔行气通腑，槟榔辛散苦泄，能够宣通五脏六腑壅滞，既行气消积以导滞，又能缓泻而通便，配伍大黄苦寒沉降、推陈致新，去陈垢而安五脏。

津血足，肠道得以润泽，气血充盈，津血同源，气机通畅，肠道润滑通利，便秘自然可愈。虽产后便秘以虚为多，但又不可拘泥于产后多虚，而畏用攻下，对确系燥热结滞肠道，便结难下者，亦可攻下通腑，但药量不过大。切记产后攻邪中病即止，见邪去即转予扶正。

（十三）泄泻病案

胡某，女，45 岁，2021 年 8 月 20 日初诊。患者便稀，每日 7~8 次，持续 3 周。辰下：患者大便泄泻，泻下稀水，量多且臭，伴有肠鸣、腹痛，服蒙脱石散效果不佳，面色稍黄，体倦乏力，纳差，寐差，舌淡红，苔白厚腻。

中医诊断为泄泻（肝郁乘脾证）。西医诊断为腹泻。

治法：疏肝补脾，益气升阳。

处方：痛泻要方加减。

柴胡 6g，白芍 9g，白术 12g，防风 4g，陈皮 6g，黄连 4g，厚朴 15g，佩兰 9g，化橘红 6g，荷叶 8g，升麻 9g，葛根 8g，黄芪 15g。

按 肝属木，脾属土，肝脾不和往往是肝气侮脾。脾胃受损，运化失职，湿邪内停，清阳之气不升反下陷，分利无权而水湿并入大肠，遂致泄泻。《黄帝内经》谓"清气在下，则生飧泄"，明代李中梓《医宗必读》曰"脾土强者，自能胜湿，无湿则不泄"，脾属土，土与水湿相克，土强则克水湿。清代沈金鳌《杂病源流犀烛》曰："湿胜则飧泄……不知风寒热虚，虽皆能为病，苟脾强无湿，四者均不得而干之，何自成泄。"

故治泄泻宜疏肝补脾，运脾化湿，益气升阳。以痛泻要方为主方，一以条达肝气，二以升运脾气。同时，在健脾的基础上要重视祛除湿邪。柴胡为君，疏肝解郁，升举阳气。《本草经解》载脏腑共十二经，凡十一脏皆取决于胆。柴胡轻清，升达胆气，胆气条达，则十一脏从之宣化，故心腹肠胃中，凡有结气，皆能散之。防风散肝舒脾，白芍养血泻肝，白术燥湿健脾，陈皮理气醒脾，四药配合，补脾土而泻肝木，调气机以止痛泻。久泻者，脾气虚，清阳下陷，加升麻以升清阳而增止泻之功。葛根既能解表清热，又能直入阳明，升阳止泻，为清阳下陷之先行。荷叶善升清降浊，裨助脾胃运化之力，使水谷之气清者升，浊者降，故泄泻可敛。配伍苦寒之黄连，其性寒能清胃肠之热，味苦能燥胃肠之湿。佩兰芳香化湿，性平而不温燥，不易损津耗液。化橘红健脾化湿，厚朴不仅能行气燥湿，还能下气导滞。

久泄则虚，用黄芪者，脾肺两补，补中益气，且兼具利小便之功，可利小便以实大便。

（十四）湿痹医案

林某，女，58岁，2021年3月9日初诊。关节疼痛2个月余。患有类风湿关节炎，双手指关节稍肿痛，周身困重，形肿，手脚不温，大便黏腻，每日一行，舌淡伴齿痕，脉沉濡，尿蛋白（+）。

中医诊断为湿痹（湿邪侵袭证）。西医诊断为类风湿关节炎。

治法：祛风除湿，消肿止痛。

处方：茯苓皮15g，大腹皮12g，桑白皮12g，六月雪15g，化橘红6g，槟榔15g，川牛膝12g，泽泻9g，黄柏6g，豆蔻3g，苍术4g，桑枝12g，络石藤12g，海风藤12g，桂枝6g。7剂，水煎，每日10时、14时、16时30分温服。

按 《金匮要略》首次明确提出"湿痹"概念，"太阳病，关节疼痛而烦，脉沉而细者，此名湿痹"。患者平素在家洗衣做饭，操持家务，长期与水接触，受湿邪侵扰致痹。茯苓皮味甘、淡，性平，利水渗湿，可专行皮肤水湿；大腹皮行水气、消胀满；化橘皮理气和胃、醒脾化湿；桑白皮肃降肺气，通调水道以利水消肿；六月雪、桑枝、络石藤、海风藤祛风除湿、舒经活络；苍术、黄柏、牛膝、泽泻利湿止痛，引水湿从小便出；槟榔行气利水；豆蔻温中化湿，防槟榔破气；桂枝温阳化水，推动全身津液合理输布，不至泛溢肌肤，气行则水利，水液代谢正常。

（十五）胸痹医案

陈某，女，60岁，2021年5月6日初诊。心脏闷痛2个月余。辰下：心悸胸闷，乏力，气短稍喘，胸痛彻背，纳寐尚可，每日排便1次，舌淡，脉弦。54岁绝经。尿潜血（+）。

中医诊断为胸痹（心阳不振证）。西医诊断为冠心病。

治法：通阳止痛，利尿通淋。

处方：瓜蒌15g，苦杏仁6g，川贝母5g，黄柏6g，酒薤白6g，桂枝8g，泽泻9g，茜草15g，侧柏叶9g，大黄6g，木香8g，通草1g，六月雪12g，宁心散3包。7剂，水煎，每日10时、14时、16时30分温服。

按 胸痹是以胸部发作性憋闷疼痛为主要症状的疾病，是多种因素综合作用的结果，一般情况下，寒湿、气滞、痰瘀往往夹杂致病，但究其根本仍为正气亏虚。诸阳受气于胸中而转行于背，胸中阳气不振，津液不得输布，津停痰聚，阻碍气机，故胸部闷痛，甚则胸痛彻背。瓜蒌理气宽胸、涤痰散结；苦杏仁、川贝母化痰止咳；酒薤白通阳散结、行气止痛；桂枝温经通阳；木香行气止痛；黄柏、茜草、侧柏叶清热凉血止血；泽泻、通草利尿，引湿热从小便出，排出体内多余的水分，减轻心脏前负荷和后负荷，改善心脏功能；大黄、六月雪共清下焦邪热，大黄引热从大便出；宁心散柔肝敛阴。

（十六）带下医案

李某，女，30岁，2021年2月25日初诊。带下色白，伴寐差半年余。患有念珠菌性阴道炎，不寐多梦，难睡易醒，乏力纳差，经期脸部浮肿，大便黏，每日一行。月经少，夹血块，色深，腰酸，无痛经。舌淡白，脉濡缓。

中医诊断为带下（脾虚湿盛证）。西医诊断为念珠菌性阴道炎。

治法：健脾祛湿，安神止带。

处方：党参12g，白术12g，炒陈皮6g，生杜仲1片，山药12g，木香12g，淫羊藿12g，黄柏6g，臭椿皮12g，鸡冠花12g，白芷6g，牛膝12g，土茯苓12g，苦参12g，大黄6g，薄荷4g。7剂，水煎，每日10时、14时、16时30分温服。

按 白带异常多因平素脾虚，运化失职，湿浊内停，下注成带；或因肝郁乘脾，脾虚失运，以致湿浊下注而成；或因肾阳不足，分化水湿能力低下，致内湿带下，可见，其与肝脾肾三脏关系密切。带下色白，舌淡脉缓皆为脾虚湿盛之象。心藏神而主血，脾主思而统血，脾气亏虚则体倦、食少；心血不足则见不寐。当以补中健脾疏肝、安神止带为治法。方中党参、白术、山药补中益气，促进脾胃健运而化湿浊；白术、白芷燥湿收敛止带；山药兼具固涩收敛止带之效；陈皮燥湿运脾，行气和胃，使气行脾健以化湿；厚朴、木香行气燥湿止带；牛膝、杜仲、淫羊藿补肾壮阳，加强分化水湿能力；鸡冠花、臭椿皮燥湿止带；土茯苓、苦参利湿引小便出；大黄利水化湿引大便出；薄荷疏肝解郁，使肝气舒而不致横逆脾土，脾健气行而阳升湿化，则带下自止。

（十七）肝炎医案

陈某，女，30岁，2020年6月9日初诊。两胁疼痛伴乏力厌食2周。患者3年前确诊乙型肝炎，予以对症治疗后乏力、厌食、恶心等症状缓解。前几日工作劳累后出现两胁疼痛、乏力、腹胀、纳呆等症状，于某三甲医院住院治疗，各症状均有所缓解，现出院1周，服用富马酸丙酚替诺福韦抗病毒治疗。辰下：两胁疼痛，右侧较甚，乏力倦怠，纳呆厌油，便溏，大便色黑。本次月经于2020年6月8日来潮，无血块，昨日小腹坠胀，面色无华，舌红稍瘦，苔白，脉沉弱。平素经前常有胸部胀闷，曾在壶山林氏诊所调理子宫肌瘤，效果良好。

中医诊断为胁痛（邪伏少阳，肝郁脾虚证）。西医诊断为慢性乙型肝炎。

治法：疏肝健脾，扶正祛邪。

处方：党参12g，白术12g，陈皮6g，川楝子9g，生黄芪12g，山药12g，北柴胡7g，郁金6g，薄荷4g，西洋参9g，荷叶6g，豆蔻3g，春泽散3包。7剂，浓煎，每日10时、14时、16时30分温服。嘱卧床休息，忌食油腻之品、发物，忌大补。

二诊：患者大便颜色逐渐正常，逐渐成形，面色好转，但颧部稍红，偶有头胀痛，稍乏力，舌边尖红，苔白燥，脉数稍沉。

治法：疏肝行气，清热解毒。

处方：北柴胡6g，白芍9g，盐枳壳4g，生栀子4g，黄芩6g，豆蔻4g，蒲公英12g，川楝子9g，郁金6g，清热散12g，大黄6g，白花蛇舌草12g，荷叶6g，神合散3包。7剂，浓煎，每日10时、14时、16时30分温服。嘱忌晒太阳、游泳；忌油腻、芋头、糯米、发物、红色水果（如榴莲、荔枝、樱桃等）。可以吃橙子、猕猴桃、燕窝等。

三诊：头胀痛缓解，纳差腹胀，乏力嗜睡，舌淡红，苔白微腻，脉弱。自述此次就诊后需外出工作，无法再来复诊。

治法：理气化湿，疏肝养血。

处方：北柴胡6g，木香6g，醋香附6g，茵陈12g，厚朴12g，豆蔻4g，佩兰9g，盐枳壳4g，白芍12g，夜交藤15g，苍术4g，薄荷4g，春泽散3g。7剂，水煎，每日10时、14时、16时30分温服。

> 按 患者平素经前胸部胀满，有子宫肌瘤病史，皆为肝气郁结所致。慢性乙型肝炎在中医学理论中认为是邪热伏于少阳，长期与正气交争，一旦邪胜正负即发病，此次因过度劳累，正衰邪胜，肝木乘土所致。方以党参、白术为君，加黄芪、陈皮、山药，取法补中益气汤，意在健脾补气、扶正祛邪。慢性乙型肝炎在中医学上可辨证为"热毒""虫毒"，故以川楝子疏肝泄热、行气杀虫，配伍郁金，增强疏肝泄热、凉血之效；配伍柴胡、薄荷，取法逍遥散，共奏疏肝之效；再加西洋参助党参补气，又能养阴，防止邪热久留于肝，耗伤阴液。患者便黑，为出血证，又伴便溏，故以荷叶收湿、凉血止血，既兼顾清肝中热邪，又能升发清阳。

（十八）惊恐医案

刘某，女，2岁零8个月，2020年6月16日初诊。发热1日。患者昨日上午受黑猫惊吓，当时惊恐惨叫，昨日中午开始上半身发热，体温38℃，持续至今，最高40℃，自行服用退热药，稍有缓解。昨日傍晚开始纳呆，今日大便3次，逐渐变稀，小便时失禁。辰下：情绪稳定，稍怕生，体温38.1℃，舌红，苔白燥微黄，略有芒刺，脉象慌乱。既往体健，平素喜食甜食。

中医诊断为内伤发热（气机逆乱，气营两燔证）。西医诊断为不明原因发热。

治法：清热养阴，镇惊安神。

处方：生地黄12g，玄参6g，黄芩4g，生石膏6g，麦冬9g，天冬9g，煅龙骨9g，煅牡蛎9g，制远志4g，知母12g，酸枣仁6g，大黄5g。3剂，当晚立即煎服1次。后每日10时、14时、16时30分温服。嘱清淡饮食，可进食粥、面片、肉酱等，忌食鸡、笋、芋头、香菇、南瓜、茄子等。

1周后其父前来就诊，诉患儿当晚服药后即就寝，睡时汗出，后身热稍退，翌日晨起体温37.5℃，排出黑色粪便，质溏，继续服药1天后体温恢复正常，但夜间胆小怕黑，情绪稍低落。

按 《医学心悟》中有"子火""贼火"之论述，子火为"七情色欲，劳役耗神"所致，"可养而不可害"；贼火为"风、寒、暑、湿、燥、火及伤热饮食"所致，"可驱而不可留"。患者平素喜食甜食，舌质红，略有芒刺，可知其体内热，又加惊恐导致气机逆乱，故热势外张，引起发热，火为阳邪，其性炎上，此患儿肝火亢旺，故上半身热甚。惊恐伤肾，恐则气下，故见泄泻、大便失禁。情志引动，是为子火，但此时正值夏至，也有贼火来犯。此时当以攻补兼行之法，或滋水制火之法，往往取效。况小儿脾胃稚嫩，过用苦寒之品易致中阳虚损，邪气深伏。故以清瘟败毒饮加减，清热与滋阴并行，生地黄、玄参清热凉营，能除营分邪热；更加麦冬、天冬助上药清热，同时固护阴液，防止邪热耗伤阴津，元阴元阳失固。去犀角、赤芍、牡丹皮等大寒凉血之品，并减石膏用量，同知母、黄芩清气分弥漫之热，其中黄芩又能清暑、退热，配伍大黄，通因通用，热邪顺大便排出，使邪有去路。龙骨、牡蛎镇惊安神，远志去痰开窍、补肾安神，三者调补心肾，加强安神之力，气机得通，则惊恐自安。又恐龙骨、牡蛎重镇，克伐生气，故加酸枣仁补养心肝之血，同时也有安神之效。

（十九）腹痛医案

苏某，女，32岁，2020年7月23日初诊。上腹部胀满闷痛伴嗳气4个月余。患者长期饮食不规律，上腹正中部胀闷，每逢饱食、情绪焦虑或发怒时加重，大便1~2日行1次。平素口干，入睡困难，月经较规律，经前常发头痛，末次月经7月11日，量少，3日净。舌淡，苔薄燥，边有齿痕，脉弦细。

中医诊断为腹痛（肝郁脾虚证）。西医诊断为功能性消化不良。

治法：疏肝理气，和中止痛。

处方：柴胡6g，当归尾12g，川芎6g，木香6g，鸡血藤12g，泽兰12g，醋香附6g，厚朴12g，砂仁4g，夜交藤15g，百合12g，宁心散3包，黄连3g，西洋参9g，白芷6g。7剂，水煎，每日10时、14时、16时30分温服。嘱饮食规律、清淡，至少半年，忌辛辣、寒凉之品（如常温水、奶制品、葡萄、桃子、山竹等），减少正餐汤类摄入，忌烟酒。

二诊：药后闷痛少发，每日排便 2~3 次，偶有左胸部疼痛。前日稍食生冷，脾阳受损，后发为腹泻，右胁下痛，乏力头昏，舌淡，苔白润，边有齿痕，脉沉细。

处方：柴胡 8g，防风 4g，木香 6g，陈皮 6g，醋香附 6g，厚朴 12g，砂仁 4g，木瓜 9g，醋延胡索 9g，苍术 4g，升麻 12g，葛根 6g，党参 12g，生黄芪 15g，豆蔻 4g。7 剂，水煎，每日 10 时、14 时、16 时 30 分温服。

按 脾属土，为后天之本，运化出焉。脾接受由胃腐熟后的水谷，将其转化为可以供养人体的精微物质。肝属木，为将军之官。人体之气运行依靠肝的疏泄来调控，其中就包括促进津液、血液的运行和脾胃的运化，气之有无取决于人体的正虚，而气之运动取决于肝的功能。同时肝主藏血，能调节血液的分布。为何久病多从气分累及血分，便是因为当肝气郁滞时，气机不畅，进而影响津液、血液的输布。不难看出，若将气血比喻为一兵一卒，那么肝即为调度士兵的将军，而脾作为气血生化之源，其功能是受到肝的控制的，这便是木旺乘土在肝脾生理功能联系上的具体体现。知是肝郁脾虚，当取法逍遥散，但临证还需考虑诸多因素，如福州地气之湿热。其脾虚当直接补气还是行气以助运？经间期氤氲之时，重阴转阳，当理气为主还是养血为主？综合考虑，以柴胡疏肝，当归、川芎、夜交藤养血柔肝，配伍理气燥湿之品健脾助运、和中止痛。二诊时因食生冷损伤脾阳，发为泄泻，脾气不升，故见乏力头昏，故于前方基础上加防风、升麻、葛根，以风药轻扬升散，与脾胃同气相应，合肝气升发调达，再加人参、黄芪补中益气，复脾胃阳气，泄泻可止，胀痛自除。

（二十）失眠医案

张某，女，51 岁，2020 年 5 月 12 日初诊。失眠 6 个月伴便秘。患者自今年年初以来月经周期延长至 2~3 个月，经量减少，色暗，同时出现失眠、潮热等症状。自述目前正在减肥，不吃晚饭，便干，排出不畅，曾使用"小粉丸"通便，效果较好，但停药后仍便秘。末次月经日期为 2020 年 4 月 2 日，量少，色暗，3 日净。辰下：睡前心烦，眠浅易醒，健忘，畏热，食欲尚可，大便干，2~3 日一行。胸前、胁肋部偶有胀痛，腰部、足后跟痛，舌淡红，苔白燥微厚，脉濡微弦。既往史：孕 4

产 1。2019 年 10 月体检时发现双侧乳腺增生，偶有酸胀感，自述按摩护理后酸胀感减轻。

中医诊断为失眠（肝郁气滞，阴血亏虚证）。西医诊断为围绝经期综合征。

治法：清热润燥，养血安神。

处方：瓜蒌 12g，苦杏仁 6g，盐枳壳 4g，牛蒡子 9g，牡丹皮 9g，当归尾 12g，玄参 12g，大黄 8g，厚朴 12g，三叶通 2 包，天冬 12g，夜交藤 15g，宁心散 2 包，郁金 6g。4 剂，水煎，每日 10 时、14 时、16 时 30 分温服。嘱加强锻炼，晚餐适当进食，忌辛辣、油炸食品。

服药后肠鸣阵阵，随即排出大便，每日 2~3 次。4 剂后月经来潮，身热随即缓解，睡眠稍有好转。

按 女子七七，天癸将竭，随体质出现肝肾阴虚或肾阳虚之象。肝体阴而用阳，疏泄与藏血相因，女子以肝为先天，肝气不舒，气血津液阻滞于肝经循行部位。此方以瓜蒌、苦杏仁为君，并非用于清化热痰，而在于开宣肺气，提壶揭盖，宣上而通下，且配伍养阴质润之品，稍佐大黄、厚朴、三叶通即可泄热通便，若重用辛香理气之品则恐耗伤津液而助热，远远不及也。以当归、玄参、牡丹皮、夜交藤等养血安神，其中又寓凉血、活血之意，既不助热，又使肝血蓄溢，经水自来。

（二十一）梅核气医案

池某，男，50 岁，2020 年 6 月 2 日初诊。咽喉部阻塞感 10 余年。患者自觉有物阻塞于咽喉，难咳出难咽下，偶有干咳，曾被诊断为过敏性咽炎。近 2 年睡眠不佳，自觉困倦但不易入睡，整夜做梦，起夜后难以入眠，总睡眠时长少于 6h，使用香薰粉（由薄荷、檀香、玫瑰花组成）后有所好转。长期服用菊花枸杞茶，发现舌苔变厚时自行服用姜汤，有所缓解。5 月 29 日前往某中医馆就诊，处方如下：黄芪 30g，防风 20g，白术 10g，煮半夏 10g，干姜 6g，五味子 9g，桂枝 8g，白芍 12g，陈皮 6g，白前根 10g，紫菀 15g，枇杷叶 10g，肺风草 20g，旋覆花 15g，乌梅 10g，蝉蜕 9g，白果 9g，夜交藤 15g，3 剂。辰下：咽部如有物滞涩，吞吐不利，偶有干咳，痰少质黏，食欲尚可，大便较黏，面色暗，舌淡，苔白厚，中后段黄腻，脉弦。

中医诊断为梅核气（痰湿困脾证）。西医诊断为慢性咽炎。

治法：燥湿化痰，开宣肺气。

处方：藿香梗 6g，佩兰 12g，香薷 6g，桂枝 6g，茵陈 12g，豆蔻 4g，生麻黄 4g，厚朴 12g，草豆蔻 4g，桑叶 9g，泽兰 12g，苦杏仁 6g。2 剂，水煎，每日 10 时、14 时、16 时 30 分温服。嘱忌食生冷、姜汤、菊花茶，服 2 剂后即来就诊。

二诊：患者诉近 2 日服药后身有汗出，沾湿衣物后气味酸臭，自觉精力较前提高，睡眠好转，咽喉部仍有滞涩感，舌淡红，苔白，后段微黄。治宜清肺化痰，理气化湿。

处方：瓜蒌 12g，苦杏仁 6g，川贝母 5g，佩兰 9g，盐枳壳 4g，薄荷 4g，茵陈 12g，木香 6g，厚朴 12g，宁心散 1 包，车前草 9g，夜交藤 15g，泽泻 9g，白芍 9g。7 剂，水煎，每日 10 时、14 时、16 时 30 分温服。

按 此为误治病例，患者原有咽喉异物感，为肝火上炎，煎灼肺津所致。且患者舌淡，素有脾胃虚弱，加之肝气来犯、痰浊阻滞，更加运化无力，水聚成饮，饮聚为湿，与上焦之痰互结扰动心神，故见失眠多梦，在下则为便黏。生姜散寒解表，温肺化饮，服姜汤后脾阳稍振，但饮已化为湿，姜汤力不足以化，故舌苔仍厚腻，且此时痰浊已郁而化热，服姜汤更助热邪，应停服。前医处方以玉屏风散为君，又加紫菀、白果、旋覆花、白前根、肺风草、枇杷叶降气止咳化痰，导致肺气郁闭，提壶不揭盖，痰湿之邪敛于肺中，舌苔更加厚腻。又在敛肺固表之大法下用蝉蜕、桂枝，可能有利咽之意，但解表与固表冲突，利咽之效也被抵消。蝉为衣物所盖，无法发出声音，再无善鸣利咽之意。又因患者有失眠症状，故加夜交藤养心肝之血，但又与总体化痰之意互相矛盾。诊病而不辨证，妄图对症治疗能有收效，实是愧为医也。

此方以藿香、佩兰为君，既能温通燥湿，也取其芳香质轻，配伍麻黄、香薷、桂枝，意在宣肺，以此方 2 剂纠偏必用猛药，其人尚有肝郁脾虚、肝肾阴虚之证，若纠偏即耗方六七剂，恐又成坏证。为防前药燥热伤肺，反佐桑叶、苦杏仁，即中和温燥之性，又助开宣肺气。茵陈、豆蔻、草豆蔻、厚朴、泽兰化中焦湿热。二诊时见汗出为肺气得宣之象，故以壶山经典角药清化燥痰、热痰，茵陈、木香、厚朴等清中焦湿热，配伍泽泻、车前草，既清肝热，又利湿，使湿从小便出。肝郁脾虚之经典方剂为逍遥散，问其中何药能独代之，乃薄荷也。薄荷芳香升散，既合肝木之升发，又合脾气之升清，北方之人用药多烈，南方之人腠理较疏，脏腑较柔，故当以轻取胜。

（二十二）肝风医案

翁某，女，5岁，2021年6月3日初诊。不自主眨眼3周。患儿3周前无明显诱因频繁出现间歇性眨眼，眨眼频率渐高，有时鼻衄，纳可，大便干，小便正常，舌红，无苔，有芒刺，脉弦。

中医诊断为慢惊风（肝阳上亢证）。西医诊断为小儿多发性抽动症。

治法：平抑肝阳，豁痰开窍。

处方：柴胡4g，白芍6g，盐枳壳4g，远志4g，黄芩4g，甘草3g，苦杏仁4g，石菖蒲4g，通草1g，知母9g，神合散3包。7剂，水煎，每日10时、14时、16时30分温服。嘱忌水煮蛋、奶制品、海蛎、糯米等食物，服药后尽量将痰咳出。

服药期间，患儿开始咳痰、擤黄绿色鼻涕，1周后咳痰止，眨眼症状消失，随访至今未再复发。

按 本病具有时轻时重、波浪性、反复性的发病特点，属于中医学"肝风"的范畴。《素问》有"诸风掉眩，皆属于肝"之论述，又云"风盛则动"，可见抽动症状与肝风内动关系密切。小儿乃稚阴稚阳之体，脏腑娇嫩，生长发育迅速，肝常有余，易肝风内动。同时，易感受外邪、饮食不节、情志失调等导致痰浊内生，风痰相搏，风动痰扰，横窜经脉，出现抽动，肝窍受袭，则眨眼、挤眼。

本案由肝亢风动、痰热内扰所致，此方着重平抑肝阳、豁痰开窍。柴胡有疏畅气机、升发阳气、透邪达表、解除郁热之功，是治少阳病之要药。枳壳下气破结，与柴胡合而调气。白芍益阴养血，与柴胡为调肝的常用组合，肝为刚脏，体阴而用阳，肝主疏泄体现用阳的方面，肝主藏血体现体阴的方面。柴胡协助疏泄，白芍益阴养血，柴、芍并用，调肝之阴阳及疏泄藏血的平衡。加黄芩与柴胡相配，则一升清阳，一降浊阴，一疏透和解，一清解而降，从而升不助热，降不郁结，疏透中有清泄，相辅相成而调肝胆之机。患儿有时鼻衄，乃实热攻冲，热迫血行，用黄芩还能清热止血，《神农本草经》言黄芩主诸热，黄芩协柴胡，能清气分热，协白芍，能泄迫血之热。配合知母清热泻火，滋阴润燥。甘草甘温益气以健脾，与白芍合而缓肝之急，且其味甘能调和诸药之味，易于小儿入口。石菖蒲、远志皆主除痰浊也，远志略具补益之性，其味苦而石菖蒲味辛，远志安神，石菖蒲醒脑，二者相互为用，多用于痰浊蒙蔽清窍。治疗小儿病，最重要的就是开肺盖，本方用苦杏仁开肺盖、宣降肺气。《本草备要》言通草治目昏耳聋，鼻塞失音，所以但凡孔窍管道水湿内停阻滞，引起功能障碍，用通草一味，通上彻下，可以开上窍，启下窍，水湿通畅则病疾消。药证相合，诸症悉除。

（二十三）绝经前后诸症医案

林某，女，53岁，2021年8月27日初诊。不定时突然发热、出汗1年余。患者1年前出现轰热阵汗，且发作频繁，寐浅多梦，胃胀，腰背酸痛，患者已停经，纳可，大便调，舌红，苔白厚。既往有胃溃疡、甲状腺结节病史。

中医诊断为绝经前后诸证（痰浊阻滞证）。西医诊断为围绝经期综合征。

治法：化痰泄浊。

处方：瓜蒌12g，苦杏仁6g，川贝母4g，五味子9g，盐枳壳4g，丹参12g，夜交藤15g，浮小麦12g，生杜仲1片，宁心散3包，黄连3g，白术12g，陈皮4g。

二诊：轰热阵汗依旧，腰背酸痛、胃胀好转，寐稍好转，仍多梦，舌红，苔薄白润。

治法：滋肾养阴。

处方：生地黄15g，天冬12g，麦冬12g，生黄芪15g，沙参12g，山药12g，柏子仁9g，夜交藤15g，酸枣仁9g，狗脊8g，五味子15g，生杜仲1片，荷叶8g，大黄6g，西洋参9g。

按 本例患者有严重的围绝经期潮热、汗出症状，影响夜间休息，已有1年之久。《素问》云："七七任脉虚，太冲脉衰少，天癸竭，地道不通，故形坏而无子也。"这是女子的生理规律,多数妇女可顺利度过,但部分妇女由于体质、疾病、社会环境、精神因素等原因,不能很好地调节这一生理变化。若单纯以肾虚论治此病,投以补益之剂,恐难获良效。肝肾虚衰是本病之本,痰、郁是本病之标。若盲目以生地黄等阴柔之药滋肾阴,恐难收效。

故初诊,祛邪为先。单化痰湿不能去瘀血之结,独祛瘀血不能化痰湿之滞,故当痰血同治。瓜蒌为君,化痰宽胸;苦杏仁苦泄降气;川贝母化痰;枳壳苦泄辛散、行气消痰,引浊邪从大便出;丹参活血祛瘀;浮小麦散皮腠之热以敛虚汗;五味子上敛肺气,下滋肾阴,五味子、浮小麦为药对,可加强敛汗之力,且五味子有宁心安神的作用,可用于失眠多梦;夜交藤养血安神,擅引阳入阴;患者有胃溃疡病史,以白术补气健脾,燥湿利水,陈皮理气、调中、化痰;《名医别录》谓黄连能调胃厚肠,《中药学》记载小剂量健胃,大剂量或久服易败胃,故加小剂量黄连以健胃,同时,肾水不足导致心火旺盛,失眠多梦,还可以用黄连泻心火;《本草汇言》云腰膝之疼,非杜仲不除,患者腰背酸痛,故加杜仲。

二诊,胃胀、睡眠稍好转,舌红,苔薄白润,舌苔不再厚腻,可以滋肾阴,调其阴阳。用生地黄清热凉血、养阴生津,天冬清肺降火、滋肾润燥,麦冬、沙参清肺养阴、益胃生津,山药益气养阴、补脾肺肾,五味子上敛肺气、下滋肾阴,诸药合用,达到肺肾同调、金水相生的效果。加黄芪、西洋参滋阴益气,加酸枣仁、柏子仁、夜交藤治疗阴血亏虚所致之失眠多梦。同时,酸枣仁养心阴、益肝血的同时,与五味子组成药对,增强了止汗的作用。患者腰背酸痛,以狗脊、杜仲为药对补肝肾、强腰膝。用荷叶、大黄升清降浊,荷叶可升举脾之清气,使下陷之阳气得振,从而恢复脾之功能,用大黄使浊者降。1周后,患者前来调理甲状腺结节,反馈轰热阵汗次数已减少。

(二十四)妊娠下血医案

陈某,女,38岁,2021年1月21日初诊。怀孕月余,孕酮偏低,近期劳累致阴道出血,畏寒,盗汗,寐差,二便可,纳可。

中医诊断为妊娠下血(肝肾亏虚、气血不足证)。西医诊断为先兆流产。

治法：止血养血，健脾补肾。

处方：党参 15g，白术 15g，陈皮 4g，当归 9g，女贞子 9g，白芍 9g，墨旱莲 12g，川芎 4g，砂仁 3g，仙鹤草 12g，甘草 3g，茜草 12g，黄芩 4g，红参 9g，生黄芪 15g，阿胶 9g。嘱忌食生冷、辛辣刺激之品，宜卧床休息。

二诊：患者服上药后，下血已止。治宜健脾益气，补肾安胎。

处方：党参 15g，白术 15g，陈皮 6g，生黄芪 15g，生杜仲 1 片，狗脊 8g，淫羊藿 15g，黄芩 4g，煮半夏 5g，红参 9g，巴戟天 12g，菟丝子 12g，熟地黄 15g，山药 12g，当归 15g，白芍 12g，砂仁 3g，阿胶 9g。

三诊：孕酮提高，盗汗好转，畏寒好转。治宜健脾益气，补肾安胎。

处方：党参 15g，白术 15g，生黄芪 20g，生杜仲 1 片，狗脊 8g，女贞子 15g，淫羊藿 15g，砂仁 3g，山药 12g，荆芥炭 9g，茯苓 15g，生甘草 6g，仙鹤草 15g，阿胶 9g，白芍 9g，陈皮 6g，红参 9g。

按 患者为高龄产妇，气血虚弱，肝肾亏虚，胞宫不固，胎元失养，以致胎动下血。急则治其标，故先止血。宜选用止血不留瘀的中药，以仙鹤草收敛止血，其良好的收敛固涩作用还可兼顾止汗，同时还可补虚。选用茜草凉血止血、活血祛瘀，而不选蒲黄，因为生蒲黄有收缩子宫作用，孕妇忌服。阿胶补血止血。以泰山磐石散、当归散为基础方加减。当归与白芍，一动一静以养血；川芎调达肝经之气血；黄芩清热和阴，止血安胎；白术健脾胜湿。阴血充足，无湿热之干扰，胎气自然安和。"妊娠脾胃旺、气血充，则胎安易产，子亦多寿。"以党参、白术、陈皮、红参、黄芪健脾益气，以砂仁温中、止呕、安胎，以二至补肝肾养阴血而不滋腻，且墨旱莲有凉血止血之功。

二诊时，患者下血已止，故缓则治其标。以四君子汤益气健脾，以四物汤养血。熟地黄味厚质润，为纯阴之品，能滋养阴血，补肾填精，有补益之功，而无流动之性，是补血要药。当归味甘、辛，性温，为血中之圣药，既能补血又能行血，走而不守，寓补于行之中。白芍酸平，敛血和营。方中熟地黄、白芍为血中静药，禀静顺之德，以静为主，专养精血；当归为血中动药，取其温养流动之性。阿胶滋阴补血，止血安胎。以杜仲、狗脊、淫羊藿、巴戟天、菟丝子温肾阳，以山药滋阴益气，以半夏降逆止呕。《妇人妊娠病脉证并治》曰："妊娠呕吐不止，干姜人参半夏丸主之，上三味，末之，以生姜汁糊为丸，如梧子大，饮服十丸，日三服。"可见半夏用量宜轻，用法也很有讲究，以方测证，这种呕吐多是胃虚有寒饮。后世医家则认为半夏碍胎，为妊娠禁忌药，或拘于产前远热而不敢用干姜。方中干姜温中散寒，半夏与生姜汁降逆、和胃止呕。四药合用，共奏温中散寒、化饮降逆之功。对于用半夏治疗妊娠恶阻，历代医家颇有争议，然半夏止呕作用明显，在临床治疗胃虚寒饮的恶阻重证时有着不可替代的作用，正如《医学心悟》所云："有病则病当之，故毒药无损乎胎气。"

三诊时，考虑到此次喝药期间，经历春节，饮食可能接触到辛辣刺激的食物，所以方中加了仙鹤草、荆芥炭等止血药来预防出血。

（二十五）乳蛾医案

阮某，男，15 岁，2021 年 8 月 27 日初诊。反复扁桃体肿大 1 年余，伴胃口差，患者咽部色红，双侧扁桃体肿大，未化脓，睡时易打鼾，张口呼吸，纳差，寐差，无发热，舌痿软红瘦，苔少，脉细数。

中医诊断为乳蛾（阴虚火旺证）。西医诊断为慢性扁桃体炎。

治法：培土固本，滋阴平肝。

处方：党参 12g，白术 12g，白芍 9g，板蓝根 9g，牛膝 12g，卤地菊 6g，砂仁 3g，玄参 6g，炒麦芽 6g，桑叶 9g，合欢皮 12g，佩兰 9g，大黄 6g，夜交藤 15g。

按 患者为虚火乳蛾，因肾水下亏、虚火上炎直奔咽喉而成。《辨证录》认为，虚火乳蛾缘于肾阴亏损，水不制火。治疗上要分清标本，喉核肿大为标，机体阴虚为本。治宜补养阴液，水足则火自灭。在治疗时，考虑到患者纳差，平素脾胃虚弱，若投以大量滋阴的补益之剂，恐难获良效，还易加重脾胃负担，故以健脾益气为主，以党参、白术健脾益气；炒麦芽消食化积；佩兰行气，配合砂仁行气温中，二药的芳香之气不仅能振奋脾胃，其行气作用还可防止养阴药滋腻助湿，共奏健脾益气、和胃消食之效。

培土固本的同时，还要滋阴平肝。选用玄参清热解毒、散结消痈，其性凉多液，善滋阴，且能消咽喉之肿，泻无根之火。板蓝根最善于清热解毒，解咽喉部肿毒。用牛膝补肝肾、活血化瘀，还能引血下行。大黄清热泻火、解毒、活血祛瘀，其苦寒沉降之性，使上炎之火得以下泄。卤地菊清热解毒为福建民间中草药，为治喉蛾、喉痹、白喉的要药，以上诸药兼顾了喉核肿大之标及机体阴虚之本。

肾阴虚不能滋养肝木，以致肝火旺盛，故患者寐差。用白芍养血敛阴、柔肝平肝，泻肝胆之热；用桑叶平肝风，且其轻清凉散，能清疏肺经及在表的风热；夜交藤、合欢皮为常用药对，其中夜交藤可养血安神、引阳入阴，合欢皮安神解郁。

后家属因其他疾病来诊，诉患者自觉症状明显减轻，精神见佳，纳食有增。

四、媒体报道

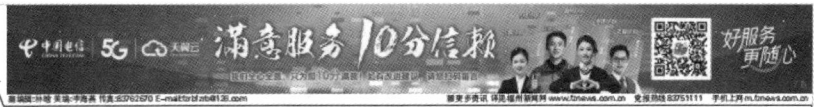

打通基层传播"最后一公里"
壶山林氏努力讲好新时代中医药故事

本报记者 林煜昇

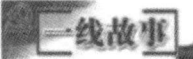

一株小草改变世界，一枚银针联通中西。中医药文化包含着中华民族几千年的健康养生理念及其实践经验。在仓山区盖山镇生活数代的壶山林氏传人，不断传承发展壶山林氏中医药文化和医术，努力让"中医生活化"的理念走入百姓心中。

日前，壶山林氏中医内科党支部与多家单位联手，为闽清人民带来一场非遗文化大餐。壶山林氏中医内科、魏千林氏中医外治、魏氏眼科等传统中医疗法的非遗传承人现场展示技艺，普及中医药知识。

下乡义诊 题路善壶中药

"原本想着好春光下乡看诊，由于疫情的原因，只得推迟些日子了。"近期，福建省非遗"壶山林氏中医内科"第九代代表性传承人、党员林润立忙着参与壶山林氏党支部组织的防疫志愿服务，前往连江巡诊，科普中医药文化的行程不得不延后。

"我们立志里十年时间，每年一个县区。在福州全域传播中医药文化。"壶山林氏党支部书记、总经理魏友和说。到基层传播中医药文化是壶山林氏每年的既定行程。2019年起，壶山林氏牵头组织省、市中医非遗传承人，连续三年开展送文化、医疗下乡活动。他们的足迹留在了永泰、罗源、闽清等县的田间地头。

2019年，这支中医队伍历时49天，行走泰3个乡镇义诊，行程3200多公里。他们除了为病患义诊，还为卫生服务站等留下了宝贵的中医药普查资料及数据。同年，壶山林氏主动帮助永泰县设立普查抽样框图，对域内常见病进行调查，并普查三叶青、千人扳等当地常用中草药145种。

"与壶山林氏一起开展活动时，我们发现永泰县岭路乡、东洋乡等地群众普遍存在腰肌劳损、关节炎等症状。针对症情，我们采用千人扳、地草花、穿山龙等本地常用中草药进行治疗。"永泰县中医团队相关负责人魏芝样说。

对于这支中医队伍的贡献，罗源人尤昌佩颇有感怀："罗源本地畲族医药与壶山林氏的中医药文化交流交融，碰撞出新的火花。"

尤昌佩是畲家祖传畲药拍板拍打疗法传承人。2020年，他作为罗源当地畲族医药代表之一，与壶山林氏共同走进罗源县11个乡镇，畲药拍拍打疗法是一种独特的相传疗法，搭配上壶山林氏研制的中医药茶包，在治疗肓颈腰腿痛方面效果更加显著。"尤昌佩说。

传承国粹 从娃娃抓起

近日，尤昌佩再一次前往罗源县飞竹乡，熟练地支起义诊摊子，为村民们问诊。"前两年他们来给我打治疗，还送了药包服用，我的肩颈炎缓解了不少。这次我特地带妻子一道前来看诊。"村民依伯高兴欢喜地说。

"授人以鱼，不如授人以渔"。科普一些关于养生日常保养、病痛预防的知识等，他让患者形成小病先预防，大病尽前治的意识。"林润立说。

三年来，壶山林氏累计为3000余名病患义诊，吸引了近10名年轻人加入队伍。"党支部现有党员6人，我们将不断吸纳优秀同志壮大党员队伍，更好地服务群众。"魏友和说。

今年年初，"90后"林少杰加入福州壶山林氏学习中医。在党支部的号召下，他利用斯学的知识积极投身志愿服务，申请成为入党积极分子。此轮新冠疫情发生后，林少杰多次为市民配制"壶山防疫祛瘟茶"，并且化身"大白"助力社区防疫工作。

"复兴传统中医药文化，我不能只当一个受益者，更应该是一个传播者"为了让更多人受益于中医文化。近年来，壶山林氏党支部通过"小小荷王夏令营"、公益课堂、非遗进校园等一系列活动，为青少年普及传统中医药知识。同时制订并实施三年培养计划，大量培养新一代中医药人才。

"小小荷王夏令营"是林润立2015年开始发起的活动。该活动通过一系列互动体验让孩子们学习凭感官辨识药材。从问了解中医文化的"前世今生"、中医养生观念。接受传统中医药文化的熏陶。教養改中培养孩子们对中医药的兴趣。并从中遴选出好苗子以备将来培养成中医文化传人。

除了"小小荷王夏令营"，7年来壶山林氏党支部还举办了公益课堂、夏令营等活动。截至去年底，他们共培训少儿学员1486人次，认证优秀小门徒57名，并颁发了证书。

"希望让更多的人加入弘扬中医药文化，讲好壶山林氏传播中医药文化故事的队伍中来。"林润立表示。

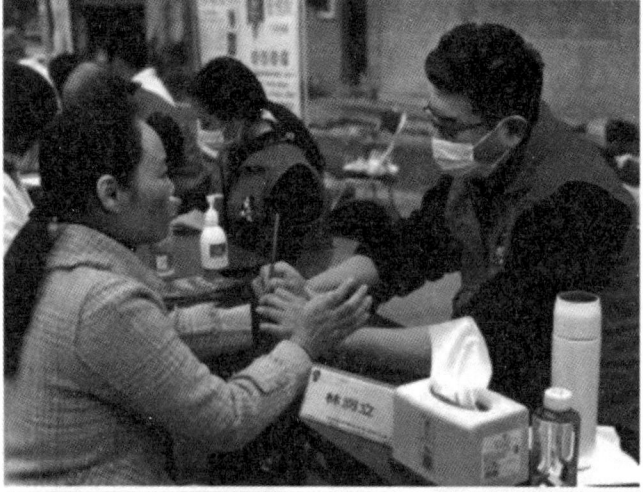

林润立等人在闽清开展义诊活动。（受访者供图）

福州晚报

2021年7月30日 星期五 8版

年初以来受理诉求百万余件
受理率、按时办结率均100%
福州12345,暖心"客服"!

林宝金在我市疫情防控工作视频会上强调,慎终如始抓好常态化疫情防控
堵住一切可能导致疫情反弹的漏洞

■记者 张旭

福州晚报讯 29日,省委常委、市委书记、市新冠肺炎疫情防控工作领导小组组长林宝金主持召开疫情防控工作视频会,传达省委对新冠肺炎疫情工作领导小组会议精神,通报当前疫情防控形势的防控工作重点,深刻汲取部分外地城市疫情防控教训,扎实做好我市常态化疫情防控各项工作。林飞等市领导参加会议。

林宝金强调,全市各级各部门要切实提高站位,高度警醒,始终绷紧疫情防控这根弦,抓早抓小、防患未然,举一反三,查缺补漏,确保人民群众生命安全和社会大局稳定。要高度重视,迅速行动,严格按照国务院联防联控机制要求,克服松懈情绪,增强风险意识,强化底线思维,落实落细疫情防控举措,加强重点地区来榕返榕人员健康管理,网格化筛查,重点围绕机场、火车站、汽车站、港口码头等本辖人员排查管理,做到应查必查、不留死角;坚持人物同防";抓好冷链物流排查。

严格落实各项工作规范和流程,加强防疫消杀,切实把好每个环节,杜绝风险隐患。要聚焦重点,精准防控,公共场所严格落实佩戴口罩和测温验码、公共交通工具开展日常清洁、消毒,相关人员加紧核酸检测领汤、医疗机构规范发热患者接诊收治,高效有序推进疫苗接种,确保应接必接、应种尽种,加快构建人群免疫屏障,要抓好统筹,科学安排会议活动,实行过程闭环管理,开展有针对性的应急演练和培训,确保万无一失。同时要针对即将到来的开学季,做好暑期师生行程摸排,切实把开学前的准备工作做到位。

林宝金要求,各级党政领导干部要压实责任,拿出临战状态,加强统筹、协调和调度,压紧压实"四方责任",严格落实"四早"要求,强化宣传,引导群众养成好习惯,减少疾病传播风险,坚决堵住一切可能导致疫情反弹的漏洞,坚决守住来之不易的疫情防控成果。

会上,副市长李春进报告当前疫情防控形势,对下阶段疫情防控重点工作具体布署。会议以视频形式召开,各县(市)区、福州高新区设分会场。

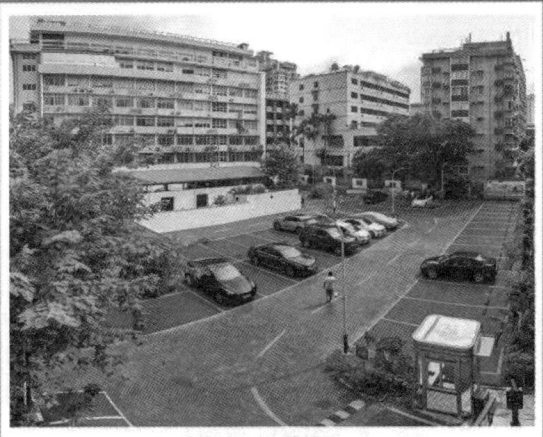

福州出新招破解停车难
城区边角地 变身智能停车场

福州推出创新举措,为破解城区停车难题开出"良方"——边角地变身智能停车场。目前,首批8幅地块已建成444个停车位。图为时淘路的智能停车场。

记者 林双伟 摄

大力传承弘扬中医药文化
林润立:35岁"老中医"拥粉数万

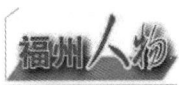
世茂·帝封江
130m²带装修阔景4房
0591 3807 8888

■记者 张旭旧 文/摄

28日上午,市文旅局主办的"小小药王夏令营"在市图书馆开营,吸引近70名小朋友参加。
发起这个夏令营并担任主讲的,是35岁的壶山林氏中医内科第九代代表性传承人、被誉为最年轻"老中医"的林润立。

6岁开始
背药典杵药

2009年进入省级非遗名录的

传统医药类项目福州壶山林氏中医内科,始于1726年。林润立6岁时就被选为壶山林氏中医内科接班人,开始跟随祖父、壶山林氏中医内科第七代代表性传承人林兴江背的药认识草。

那时的林润立,还很贪玩,背《汤头歌诀》和《药性赋》时,常被爷爷绑在桌腿上,背完才给松开。他还要动手加工中药材,每次给三斤的川贝母或心豆瓣,真不轻松。

有一次,他提没作完的川贝母跑进草丛想就此了事。当晚被发现后,他以为会被痛骂一顿,不料向来严厉的爷爷只是语重心长地跟他说"做得好(辛)苦"(辛)不辛)苦,这不不不,苦)苦人",教他要认真做事,踏实做人。

这不仅改变了小润立的学医态度,也成为他从医与处世的准则。

28岁接掌衣钵
复兴中医药

13岁时,林润立就开始跟在爷爷身边诊开方。他开的方子,爷爷审核时几乎不改动了。

2014年,28岁的林润立从福建中医药大学中医医内科硕士毕业,回到壶山接家衣钵。他着手注册了壶山家单位"壶山洋中医堂"和"壶山珍寿中医药堂",并在鼓楼屏西复建壶山林氏最早的堂号"壶山善寿中医药堂"。他还带领团队整理出版了壶山历代医案及学术思想,成为壶山林氏中医内科最年轻的学术带头人。

近年,他频频受邀到各高校、机关、企事业单位举办中医科普讲座,成为"明星中医",微信平台上关注壶山林氏的粉丝已逾6万。

他还通过公益课堂、非遗进校园等一系列活动普及传统中医药文化。6年来,举办了壶山中医药文化夏令营活动,培训少儿学员1456人次,认证优秀小门徒57名,还颁发证书。

2018年,他又开始实施一个投入不菲的中医药人才培养计划——用数年时间为贫困地区培养一批中医内科骨干力量。

林润立说:"复兴传统中医药文化,我不能只当一个践行者,更应该是一个传播者!"

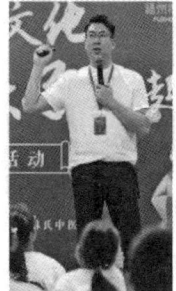

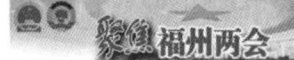
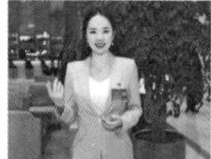
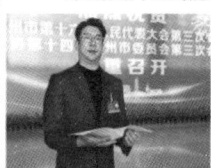